Daniela Katzenberger

Eine Tussi speckt ab

Tipps, Tricks und das perfekte Katzenfutter für die Traumfigur

PLASSEN
VERLAG

Coverfoto und Foto auf Seite 124: Stephan Pick
Fotos auf den Seiten 60 und 82: Daniela Katzenberger
Fotos auf den Seiten 129 bis 207: Jens van Zoest

Gestaltung, Satz und Herstellung: Johanna Wack
Lektorat: Karla Seedorf
Druck: CPI Books GmbH, Ulm

ISBN 978-3-86470-460-4

Bibliografische Information der Deutschen Nationalbibliothek:
Die Deutsche Nationalbibliothek verzeichnet diese Publikation in der Deutschen Nationalbibliografie; detaillierte bibliografische Daten sind im Internet über <http://dnb.d-nb.de> abrufbar.

BÖRSEN MEDIEN
AKTIENGESELLSCHAFT

Postfach 1449 • 95305 Kulmbach
Tel: +49 9221 9051-0 • Fax: +49 9221 9051-4444
E-Mail: buecher@boersenmedien.de
www.plassen.de
www.facebook.com/plassenverlag

Inhalt

1.

Der Speck muss weg!

D wie DUMM.

I wie IDIOTISCH.

Ä wie … (wartet mal kurz, schnell im Duden nachschlagen – Ä ist ja fast wie ein Y bei Stadt, Land, Fluss – da fällt einem nie was zu ein. Obwohl, ähhh, wo ist er denn überhaupt, der Duden? Habe ich eigentlich schon mal einen gehabt? Na gut, das Deutsch-Spanisch-Wörterbuch tut's auch. Also noch mal von vorne …)

Ä wie ÄRGERLICH.

T wie TROTTEL.

Damit ist eigentlich alles gesagt, was man zu einer Diät wissen muss. Habe ich zumindest immer gedacht. Ich war fest davon überzeugt, dass ich nie-, nie-, niemals eine machen würde. Nicht, dass ich es nicht schon früher und ziemlich oft nötig gehabt hätte, aber bevor ich einen ganzen Tag auf einem Salatblatt rumkauen würde, soll mir lieber der Himmel auf den Kopf fallen oder meine Lipgloss-Sammlung verloren gehen oder all meine künstlichen Fingernägel sollen auf einmal abbrechen. Alptraum!

Wie oft habe ich über den berühmten Spruch von Kate Moss nachgedacht: „Nichts schmeckt so gut, wie Dünnsein sich anfühlt." Den Satz habe ich bis heute nicht kapiert. (Das hat die Moss'sche Gleichung mit der Einstein-Theorie bei mir gemein.) Wenn mir etwas super schmeckt, dann kann ich nicht dünn sein? Das ist doch geistiger Dünnschiss. Oder ist das englische Essen echt so schlecht?

Bei aller Liebe, wenn ich das dürre Topmodel jemals treffen sollte, würde ich sie sofort vom Gegenteil überzeugen. Vielleicht nicht gleich mit meiner Lieblings-Pfälzer-Leberwurst, aber mir fallen da auf Anhieb Dutzende von leckeren Nudelgerichten ein, Crêpes mit doppelt Nutella drauf, Salamipizza, Pommes rot-weiß, Zwiebelringe mit ganz viel Salz ... Und ich schwöre: Jedes einzelne dieser Gerichte schmeckt tausendmal besser, als Dünnsein – sprich Hungern – sich anfühlt.

Also wäre es doch nur DUMM von mir, eine IDIOTISCHE Abnehm-Kur zu starten, bei der ich nur ÄRGERLICH bin und dann am Ende ein vielleicht schlankerer, aber definitiv unzufriedener, unbefriedigter, unfreundlicher TROTTEL. Nee, Dani, lass mal gut sein und hau schön kräftig weiter rein.

So tickte ich, bis zu dem Tag, als ich dachte: Dani, hast du sie noch alle? Es fiel mir wie Schuppen von den Augen. (Was ist das eigentlich für ein schiefes Bild, habe ich nie verstanden – ich bin doch kein Silvesterkarpfen oder der Regenbogenfisch mit der Glücksschuppe! Wenn überhaupt, könnten mir die Schuppen von den Haaren fallen und selbst das ist schwierig bei Extensions – einen Vorteil müssen diese Kunststrähnen ja haben.) Ich hatte also den lichten Moment der Erkenntnis: Erst verlierst du deine Figur, dann deine Fassung, dann deinen Mann, und dann hatte ich Goldie Hawn im Sinn – kennt ihr doch bestimmt, diese Szene aus dem Film „Der Tod steht ihr gut", wo sie über ihr Ende nachdenkt: Dick und einsam hockt sie in ihrem Fernsehsessel, vollgefuttert mit Chips, Eiscreme, Schokolade, Milchshakes, Cola, Pommes, Pizza (ich könnte diese Aufzählung von ungesundem Zeug jetzt ziemlich lange, also so mindestens zwei, drei Seiten, fortführen, aber ich bin mir sicher, wir alle wissen, wovon ich rede) – und dann stirbt sie und keiner merkt es. Erst Tage später wird sie gefunden, da haben ihre Schäferhunde schon … Halt, stopp, jetzt wechsle ich gerade den Film, das ist „Bridget Jones – Schokolade zum Frühstück", wo die einsame und dem Essen sehr zugetane Hauptdarstellerin in ihrer Vorstellung von den Hunden angeknabbert wird.

Ach nö, bitte, lassen wir das. Das ist so furchtbar, so schrecklich traurig – und bei mir, wenn ich so weitermache, bald bittere Realität.

Der Moment, an dem ich diese Einsicht hatte, wird mir unvergessen bleiben, der hat sich bei mir eingebrannt wie einst meine dusseligen, selten dämlichen tätowierten Augenbrauen (ein richtig blöder Hirnpups), die viel zu hoch, viel zu dünn, viel zu dunkel – um es kurz zu machen: einfach hässlich waren und mich lange, lange verfolgt haben. Die haben heute manchmal noch einen kurzen Gastauftritt, wenn ich schlecht träume, was Gott sei Dank selten vorkommt, denn solange ich bei Lucas im Arm liege, penne ich wie ein Baby. Und meistens liege ich ja bei ihm im Arm – zumindest solange er seine Arme noch um mich schlingen kann – langsam wird's knapp.

Dass dieser Glücksmoment vielleicht bald vorbei sein könnte, befürchtete ich im Frühjahr 2015, knapp sechs Monate nach Sophias Geburt. Ich stand noch nicht mal auf der Waage. Keine gemeine Zahl guckte beziehungsweise brüllte mich von unten zwischen meinen Füßen vorwurfsvoll an, blinkte in Alarmrot von der Digitalanzeige, um mir unmissverständlich zu verklickern, dass ich zu schwer bin – zumindest umgerechnet auf meine relativ bescheidene Zentimeteranzahl, denn in dieser Maßeinheit habe ich ja leider nicht allzu viel zu bieten. Meine Körpergröße kommt meinem Brustumfang gefährlich nahe – zu der Zeit, als ich stillte, hatte ich definitiv mehr Zentimeter bei der Brust auf dem Maßband als bei der Länge. Tja, so eine Geburt verändert eben den Körper.

Also, was ich sagen wollte: Die Waage und ich waren schon lange keine Freunde mehr und ich war ja noch nie ein Freund von schwarz auf weiß (oder grün auf schwarz oder blau auf grau oder wie auch immer die Digitaldinger heute aussehen) – ich finde, diese Anzeigen sind immer so eindeutig endgültig. So völlig alternativlos, würde unsere Kanzlerin wohl sagen. Sie geben einem absolut keine Chance für eine Ausrede. Davon bin ich ja ein großer Fan: von Ausreden, Schönrederei, so ein bisschen – gerne auch ein bisschen mehr – das Blaue vom Himmel erzählen.

Also, es war nicht die böse Waage, sondern ein profaner Jogginganzug. Eines meiner absoluten Lieblingskleidungsstücke. So etwas wie die Katze-Uniform schlechthin. Meine zweite, meine Wohlfühlhaut. Mein Ich-werde-niemals-ein-brennendes-Haus-ohne-verlassen-Outfit. Meine absolute Ich-schlüpf-rein-und-fühl-mich-wohl-Klamotte. Tja, wenn denn dieser Jogginganzug, von dem ich gerade rede, meiner gewesen wäre. War er aber nicht. Es war der meiner Mutter

– und da nimmt die böse Geschichte (bei der ich jetzt schon sagen kann, dass sie ein super Happy End hat) ihren Lauf und das Drama (das Abspeck-Programm, das ich nie machen wollte) seinen Anfang.

Ich meine, könnt ihr euch das bitte vorstellen: Der mausgraue Jogger meiner Mutter, ohnehin schon die falsche Farbe für mich, passte mir nicht mehr! Das einzige Kleidungsstück, das mir in den ersten Wochen nach der Geburt so halbwegs komfortabel erschien, zwickte auf einmal oben und unten, selbst die Armbündchen kamen mir zu eng vor. Beim Ausziehen musste ich Lucas um Hilfe anbetteln, denn ich steckte in dieser Wurstpelle fest wie Mariah Carey in ihren hautengen Latexkleidern. Mit dem Unterschied, dass ich von einem unförmigen Stück Sweatshirt-Stoff rede. Also Mariah-Carey-Feeling und Atemnot, aber komplett anderes Aussehen, nämlich Tonnen-Look.

So konnte, so durfte es nicht weitergehen. Mein fast tollster Ehemann der ganzen Welt (ein paar Typen leben ja noch auf der Erde, die ich noch gar nicht kennengelernt habe, deshalb möchte ich nicht gleich zur Übertreibung neigen, obwohl ich ganz sicher bin, dass meiner der Beste von allen ist, aber man weiß ja nie und erst recht jetzt, wo auch Brad Pitt wieder zu haben ist) hatte mich jedenfalls anders kennen- und lieben gelernt – ich selbst hatte mich die vergangenen fast 30 Jahre anders kennen- und lieben gelernt. Ich wollte mich zurück, im Originalzustand.

Okay, neuwertig war nicht mehr zu machen, aber vielleicht ja zumindest aufpoliert gebraucht, also so gut wie neu, das musste doch möglich sein! Das gibt doch dann bestimmt wie für Autos auf der Schwacke-Liste ein paar Bonuspunkte für mich auf der Schwabbel-Liste. In diesem Zusammenhang sollte man wohl eher von Minuspunkten sprechen, denn mehr wollte ich ja auf keinen Fall.

Ich hatte keine Ahnung, worauf ich mich mit diesem Entschluss einlassen sollte. Wenn ich es gewusst hätte, hätte ich mich wohl selber für unzurechnungsfähig erklärt.

Es ist ja nun nicht so, dass ich absoluter Diät-Neuling gewesen wäre. Auch wenn ich das schon immer für dumm, idiotisch und so weiter gehalten hatte, kam ich an keiner Diät vorbei. Ich saß quasi direkt neben der Fleisch gewordenen Diät. Jeden Tag, jede Woche, jedes Jahr – denn meine Mutter ist das typische Diät-Opfer. Wenn es Diäten nicht schon immer gegeben hätte, sie wären für meine Mutter erfunden worden.

Es gibt, glaube ich, kein einziges „So-nehmen-Sie-garantiert-ab"-Rezept, das sie noch nicht ausprobiert hat. Für Menschen wie meine Mutter werden sie gemacht, diese ganzen Frauenblätter, die jede Woche mit einer anderen Schlankmach-Kur erscheinen, diese Magazine mit all ihren Vorher-nachher-Geschichten, bei denen mindestens 20 Kilo dazwischen liegen und alles nur wenige Wochen gedauert haben soll. Und mit denen es ja soooo furchtbar leicht und lecker ist, ein paar Pfunde purzeln zu lassen.

Verzicht? Nee, überhaupt nicht! Schmeckt alles super, ist ganz einfach zuzubereiten, geht immer und überall und du willst nie wieder was anderes. Hm, klar, wer's glaubt …

Meine Mutter hat es ziemlich lange geglaubt und mir live vorgelebt, warum ich niemals so etwas machen wollte und sollte. Hier die vier Gründe, warum ich mir damals geschworen habe, never ever eine Diät zu machen.

Erstens: Schlechte Laune!

Nicht, dass meine Mutter ansonsten ein Ausbund an guter Laune gewesen wäre und ich mir schon auf die Schenkel klopfen musste, sobald sie durch die Tür trat (was ja ohnehin meistens zu nächtlicher Stunde passierte, als mein Bruder und ich schon schliefen). Aber was so eine ganze Woche Ananas morgens, mittags und abends mit einem Menschen anstellen kann, ist schon beachtlich. Manchmal war ich mir nicht sicher, ob die Mundwinkel eingerissen waren von der Ananas-Säure jeden Tag oder von dem Geschrei und Gezeter jede Stunde. Nein, diese Südfrüchte taten ihr alles andere als gut. Denn auch nach einer Ananas-Woche wurde es nicht besser, weil – und hier kommen wir zu …

Zweitens: Der Jo-Jo-Effekt!

Jo-Jo ist sozusagen der zweite Vorname meiner Mutter. Manchmal glaube ich, dass sie, wenn sie nie eine Diät gemacht hätte, heute vielleicht insgesamt zehn Kilo weniger wiegen würde. Für jedes Gramm, das sie in ihrem Leben abgenommen hat – und das waren etliche, gekämpft hat sie nämlich immer sehr tapfer – kamen eineinhalb Gramm mehr auf die Rippen drauf. Ich sehe sie noch voller Stolz vor mir, nackt, im Bad, auf der Waage, mit diesem seligen

Lächeln im Gesicht: Geschafft, vier Kilo runter. Aber es dauerte keine zwei Tage und sie hockte wie ein Häufchen Elend auf dem Rand der Badewanne, aufgelöst, verzweifelt, die Waage in der Hand, kurz bevor sie sie vom Balkon schmiss, begleitet von wirklich bösen, bösen Schimpfworten, die sich mir erst Jahre später erschlossen, als ich im Biologie-Unterricht sexuell aufgeklärt wurde und von den Jungs in der Klasse lernte, dass es da auch ein paar andere Worte für die primären Geschlechtsmerkmale gibt als die, die unsere Lehrerin uns beigebracht hatte. Vagina gehörte nicht dazu, wobei das ja noch zu Waage gepasst hätte.

Drittens: Die miese, fiese Optik-Falle!

Von wegen, schlank bedeutet schön. Das ist ein großer Irrtum. Denn wie bei jeder Regel auf dieser Welt bestätigen Ausnahmen die Regel. Und meine Mutter ist eine Riesenausnahme – wie bei den meisten Dingen, wo ich sie mir gerne ein wenig durchschnittlicher wünschen würde. (Aber irgendwie gehen meine Wünsche nie in Erfüllung, obwohl – Sophia, Lucas, eigene TV-Sendung, Mallorca, Traumhochzeit – na gut, viele meiner Wünsche sind in Erfüllung gegangen, ich Glückskind, ich). Vor gut 15 Jahren hatte sie mal ihr absolutes Wunschtraumgewicht erreicht. Sie war 36 Jahre alt und brachte 60 Kilo auf die Waage. Nie wieder hat sie seitdem noch mal nur annähernd so wenig gewogen. Sie sprang wie Rumpelstilzchen durch die Wohnung, führte Freudentänze auf, küsste jeden, ob er wollte (die wenigsten!) oder nicht (die allermeisten!) und dachte, dass es jetzt losgehen kann mit der Topmodelkarriere. Dass sie dafür schon zu alt war und mit gerade mal angekratzten 1,60 Metern eher winzig als klein – geschenkt. Wir wollen diesen großen Moment doch nicht durch kleinliche Bedenken zerstören.

Die Wahrheit war jedoch: Sie sah scheiße aus. Ja, tut mir leid, ich muss es so sagen – richtig fertig. Wie eine ausgedrückte Zahnpastatube, bei der man sich fragt, ob sie es überhaupt noch bringt, und die man dann aufschneidet, sodass man mit dem spärlichen Rest gerade so über den Tag kommt. Wie eine verschrumpelte Rosine, die seit drei Wochen bei voller Sonneneinstrahlung in der Ecke liegt, sodass man nicht mehr erkennt, ob das ne vertrocknete Weintraube beziehungsweise saftige Rosine sein soll oder bloß ein versteinerter Rattenköddel aus der Kreidezeit.

Mutter sah alt aus, müde, ausgezehrt. Klar war da zum ersten Mal der Anflug von Taille zu erkennen (Betonung liegt auf Anflug!), aber das konnte nicht vom ausgemergelten Gesicht ablenken. Nee, damit hatte sie sich keinen Gefallen getan. Gott sei Dank ging es nach diesem Erlebnis schnell wieder mit Punkt zwei weiter und schwups, legte sie ordentlich zu – und die Waage landete wie so oft im Vorgarten.

Viertens: Du sollst nicht lügen!

Es ist ja nicht so, dass ich der gläubigste Mensch auf Erden bin. Das habe ich nie behauptet und werde es wohl auch nie sein (zum Bedauern von Lucas, der kurz vor erzkatholisch ist). Aber von den zehn Geboten und dass man sich daran halten sollte, habe selbst ich schon mal gehört. Und ich sage euch, nichts animiert einen mehr zur Lüge als eine Diät – da belügst du dich nämlich jeden Tag selbst, immer und immer wieder. Woher ich das weiß? Genau, von meiner Mutter! Die hat es auf diesem Gebiet zur Perfektion gebracht – ein echter Diätlügenprofi. Mit allen Wassern gewaschen. Die wird nicht mal mehr rot dabei. Schlechtes Gewissen? Pah, keine Spur! Nun muss man ja sagen, dass diese Art von Flunkerei die vielleicht netteste aller Lügen ist, denn man tut keinem damit weh, schadet nur sich selbst oder besser gesagt seinem Abnehm-Plan. Da gibt es sicher schlimmere Sachen. Aber es zehrt auf Dauer gehörig an den Nerven, wenn man sich nicht die Wahrheit eingesteht. Also morgens nur zwei Scheiben Apfel zu essen, um sich dann auf die Schnelle neben nem Cappuccino mit echter Sahne noch ne kleine Praline zu gönnen (und das beim Kalorienzählen einfach untern Tisch fallen zu lassen). Sich mittags mit magerer Pute und ein paar Karotten, die noch nicht einmal Butter gesehen haben, geschweige denn drin geschwenkt wurden, abzuspeisen, um nachmittags mit Heißhunger über einen Schwarzwälder-Kirsch-Becher herzufallen. Und vor lauter schlechtem Gewissen dann abends ganz auszusetzen und mit knurrendem Magen ins Bett zu gehen, um kurz nach Mitternacht (Geisterstunde) als Diät-Gespenst noch mal schnell den Kühlschrank zu plündern.

Wozu? Um dann von sich zu behaupten, was für ein erfolgreicher Diät-Tag das doch wieder gewesen ist – das ist schon kurz vorm Pinocchio-Syndrom und gehört behandelt, oder? Meine Mutter hat jede ihrer wirklich zahlreichen Diäten immer mit einem Dessert abgeschlossen – und zwar dreimal am Tag. Noch Fragen?

Das war er also, der Vier-Punkte-Albtraum, aus dem ich irgendwie einen Ausweg finden musste. Keine leichte Aufgabe, wenn nicht sogar eine unlösbare. Aber der Blick auf den Jogginganzug ließ mich erschaudern und gab mir einen ungeahnten Energieschub. Ich, Daniela Katzenberger, würde es schaffen, zum ersten Mal in meinem Leben (und hoffentlich auch zum letzten Mal) – ich würde mein Wunschgewicht zurückerobern. 59,9 Kilo setzte ich mir als realistisches Ziel, zwei Kilo mehr, als ich vor der Schwangerschaft gewogen hatte, um nicht gleich größenwahnsinnig beziehungsweise kilowahnsinnig an die Sache ranzugehen. Auf geht's, Dani, auf in den Abspeck-Kampf – auf dass du bald wieder in deinen eigenen geliebten (pinken) Jogger passt!

2.

Bin ich zu doof für eine Diät?

Damit eines ganz klar ist: Auch ich habe schon ein paar Diäten ausprobiert. Ziemlich viele sogar. Wenn ich hier steif und fest behaupte, dass ich bis zu meinem Jogger-Schockmoment kein Diät-Typ war, liegt das daran, dass ich nicht übertreiben möchte, mich also mit etwas schmücken oder angeben will, was ich nie getan habe. Das Mit-falschen-Federn-schmücken-Prinzip lasse ich nur bei meinen falschen Brüsten, den angeschweißten Haaren, den angeklebten Wimpern und Nägeln und noch ein, zwei Kleinigkeiten durchgehen.

Ja, ich habe mich mehrmals als Teenager im Abnehmen versucht. Erfolglos! Lag vielleicht auch daran, dass da gar nichts abzunehmen war. Ich glaube, mit 13 Jahren wog ich so um die 40 Kilo, das ist nun wirklich nicht zu viel. Trotzdem guckt man ja jeden Tag auf die Litfaßsäulen und Poster, die den Weg zur Schule pflastern, und da sieht man sie, seine Idole der Jugend: Pamela Anderson, Britney Spears, Christina Aguilera – eine schöner, blonder, schlanker als die andere.

Tja, nun war mir mit 13 Jahren als waschechtes Ludwigshafener Mädchen (nicht gerade der Nabel der Welt) auch nicht bekannt, dass es so etwas wie Photoshop gibt. Selbstverständlich ging ich davon aus, dass diese Traumfrauen auch alle genauso im Original aussehen, wenn sie denn dann live vor mir stehen würden. Schön blöd, wie ich heute weiß. (Mittlerweile weiß ich nicht nur, dass es dieses tolle Foto-Optimierungsprogramm Photoshop gibt, sondern auch, wie es funktioniert.)

Aber damals war damals und die Diät-Ratgeber lagen am Kiosk direkt neben der umwerfenden Pamela im roten Baywatch-Badeanzug, die mich vom *Bravo*-Titel anstrahlte. Los ging's mit meiner ersten Diät.

Wenn ich mich recht erinnere, war es die Mutter aller Abnehm-Programme: FdH, also „Friss die Hälfte". Schien mir am sinnvollsten, weil am einfachsten. Einfach alles so weitermachen wie bisher, nur eben um die Hälfte reduzieren. Ist nun wirklich für ganz Blöde, insbesondere für ganz Blöde am Herd, also wie gemacht für mich. Allerdings frage ich mich bis heute, ob das Prinzip auch funktioniert, wenn ich nur noch eine halbe Tafel Schokolade, nen halben Liter Limonade, ne halbe Tüte Chips, ne halbe Familienpackung Vanilleeis und ne halbe Käsesahnetorte esse – da habe ich mich doch trotzdem an die Regel gehalten, solange ich mein Tagespensum um 50 Prozent streiche.

Nun gut, die Wahrheit ist, dass ich gar nicht so weit gekommen bin, denn wie bei so ziemlich allen folgenden Diät-Versuchen scheiterte ich schon auf halber (Tages-)Strecke. Mein Wille hielt gerade mal von acht bis zwölf Uhr – und die Halbtags-Diät ist leider noch nicht erfunden.

Ganz im Ernst, egal was ich danach noch in Angriff genommen habe, ob Atkins- oder Kohlsuppen-Diät, Null- oder Paleo-Diät, Low-Carb- oder South-Beach-Diät – ich konnte die Uhr danach stellen, gegen zwölf Uhr mittags war es meist vorbei. Die Laune im Keller, der Magen auf halb acht, der Wille hatte sich längst davongemacht – also ab zum nächsten Burger-Imbiss. Wieso sich freiwillig quälen?

Dann erzählte mir eine Freundin von solchen Tabletten, rezeptfrei aus der Apotheke, komplett ungefährlich, ganz natürlich und supereffektiv – Zauberpillen sozusagen, nix wie her damit!

Das Prinzip war sehr simpel, man musste nur die Kapsel schlucken, ein großes Glas Wasser hinterherspülen, und dann sollten die kleinen Dinger im Magen aufquellen, so mit ganz biologischen Ballaststoffen, die aber gaaanz groß werden konnten und den Magen quasi mit nichts füllten, damit man keinen Hunger mehr hatte und schwuppdiwupp ohne Probleme abnahm. So zumindest das Versprechen. Die Wahrheit: Verstopfung!

Ich weiß nicht mehr, wie viele Stunden ich anschließend auf dem Klo verbracht habe. Ich hatte das Gefühl, dass ich, Verzeihung, einen Korken im Po stecken hatte. Da half kein Drücken und kein Pressen. Ergebnis, da ich natürlich trotzdem weiterfutterte, worauf ich gerade Appetit (na ja, war wohl mehr Heißhunger) hatte, war, dass mein Bauch sich erst recht aufblähte. Logisch, wenn von oben was rein-, aber unten nichts rauskommt. Also wurde auch dieser in der Werbung so vielversprechende Mach-mich-rank-und-schlank-Trick erfolglos abgebrochen, kurz bevor ich geplatzt wäre.

Meine nächste 4-Stunden-Diät war insofern ein durchschlagender Erfolg, als dass ich schon mal eine ganze Stunde länger durchhielt – bis 13 Uhr. Wow, nicht schlecht, dachte ich, als ich den kritischen 12-Uhr-Abbruch-Gongschlag der Kirchturmuhr vernommen hatte. Dann musste ich mir allerdings eingestehen, dass ich auch erst später damit begonnen hatte, weil es ein Sonntag war und ich bis neun Uhr im Bett gelegen hatte. Diesmal war es Almased-Pulver, was mich in Nullkommanichts in Pam, Britney, Christina und Co verwandeln sollte.

Keine Ahnung, warum, aber da schwören irgendwie alle drauf. Ich kenne keinen – eher keine –, die das noch nicht gemacht hat. Und irgendwie hat das wirklich bei jedem geklappt. Ein paar Kilo waren es am Schluss immer weniger, mal ein paar mehr, mal nur ein paar wenige, aber immerhin. Und Pulver mit Wasser verrühren, daran konnte noch nicht einmal ich Kochdilettantin scheitern.

Ich kaufte mir also gleich zwei Geschmacksrichtungen (Schoko und Vanille), damit ich über die nächsten Tage auch ein bisschen Abwechslung hätte – ohne zu ahnen, dass ich noch nicht mal einen ganzen Tag schaffen würde. Dieser Kauf gehört in die lange Reihe der Daniela-Katzenberger-Fehlinvestitionen. Manno, wenn ich die ganz Kohle noch hätte, wo ich mal wieder keine Minute nachgedacht habe, als ich an der Kasse stand – ich könnte mir einen Wintergartenanbau nur für Schuhe leisten! Aber nein, es musste ja das teure Diät-Pulver sein. Und es ging auch gut los.

Mir schmeckte das Zeug sogar. Echt ganz lecker – bis ich mal wieder aufs Klo musste. Ich dachte, ich seh nicht richtig: Mein Pipi hat geleuchtet, alles neongelb, als ob es mit nem Textmarker verrührt worden wäre. Igittigitt. Auch wenn ich als Ludwigshafenerin ja viel Chemie gewohnt bin, das reichte selbst mir als BASF-Kind.

Hänsel und Gretel, die hätten das Zeug gebrauchen können! Dann hätten die sich niemals verlaufen. Einfach hinter jeden Busch gepinkelt und die Leuchtspur hätte sie sicher nach Hause geführt. Die hätte Peterchen auf seiner Mondfahrt noch von der Milchstraße aus gesehen. Aber ich hatte mich ja nun mal nicht verlaufen, brauchte keinen Wegweiser, saß zu Hause auf meinem Klo und fand das nur eklig. Testabbruch!

Ich verkürze jetzt mal die Reihe meiner Abnehm-Fehlschläge ein bisschen, denn eigentlich will ich euch ja erzählen, wie ich es dann doch noch geschafft habe, und nicht, wie nicht – das ist kein ganzer Satz, oder? Das ist ein abgespeckter Satz, ein Dani-Diät-Satz – passt doch super zum Thema.

Ich habe noch eine Schoko-Eiweiß-Diät gemacht, die hatte ich mir selber ausgedacht. Die hört sich nicht nur toll an, sondern schmeckt auch superlecker, denn alles, was mit Schokolade und/oder Eiweiß ist, ist erlaubt. Tja, die hätte ich monate-, nee, jahrelang machen können. Allerdings wanderte der Anzeiger der Waage immer weiter nach rechts, statt sich in Millimeterschritten nach links zu bewegen.

Kurzzeitig überlegte ich mir, ob ich mir eine englische Waage zulegen sollte, weil ich dachte, wenn die links fahren, messen die vielleicht auch ihr Gewicht seitenverkehrt. Eine ausführliche Google-Recherche ergab dann aber, dass dies nicht der Fall ist.

Nächster Versuch: Light-Produkte. Für gutgläubige Menschen wie mich die Logik schlechthin. Wo „leicht“

draufsteht, kann nur „leicht" drin sein, und das macht auf Dauer leicht. Bingo – und du musst auf nichts verzichten, denn es gibt kaum ein Produkt, das nicht in der Light-Variante auf dem Markt zu haben ist.

Abnehmen leicht gemacht – mit Cola und Chips und Schoki und Pizza und Sahnetorte und Leberwurst und Bratensoßen und Nougatcremes und, und, und – leicht kann ja nicht schwer machen, so viel hatte ich im Physikunterricht kapiert. Was wir damals aber nicht durchgenommen hatten, war, dass leicht nicht satt macht. Ich sag's ja immer wieder, in der Schule lernt man einfach zu viel Theorie und viel zu wenig Praktisches fürs Leben, ein ordentlicher Diät-Kurs hätte mich vor so manchem Fehler bewahrt. Auf der anderes Seite: Versuch macht klug, und meinen unzähligen Testreihen zufolge bin ich jetzt oberschlau.

Ganz im Gegenteil, du kriegst so einen Jieper auf Süßes. Am liebsten hätte ich den kleinen Kindern auf der Straße ihre Kugeln Schlumpfeis geklaut. Ich lief wie ein Zombie durch die Stadt, nur dass ich kein Blut, sondern Zucker suchte. Ich konnte den echt riechen, und zwar meilenweit gegen den Wind. Gegen mich war der Camel-Mann, der für seine Schmachter ja früher in der Werbung durch Berg und Tal wanderte, Flüsse überquerte und Wüsten durchwanderte, ein Scheißdreck.

Sobald ich Witterung aufgenommen hatte, preschte ich los, ohne Rücksicht auf Verluste. Ich vergaß alles um mich herum, einmal ließ ich sogar meine kleine Schwester mitten im Kaufhaus stehen, weil ich meine Zuckerdröhnung brauchte – drei Straßen weiter hatte ich einen Liebesapfel-, Gebrannte-Mandeln- und Zuckerwatte-Stand erschnuppert. Genau in dieser Reihenfolge futterte ich mich auch durch den Stand. Erst danach konnte ich wieder klar denken – irgendwas fehlte, und es waren ganz sicher keine Kalorien …

Ach ja, meine Schwester! Die stand immer noch ganz brav in der Sockenabteilung rum und wartete auf mich. Gutes Mädchen. Die fing erst an zu heulen, als ich wieder vor ihr stand und mir den letzten Rest der Zuckerwatte in den Mund stopfte – sie war schwer beleidigt, dass ich ihr nichts abgegeben hatte. Verständlich! Also, Finger weg von Light-Produkten, die sind echt die reinste Verarsche!

3.

Wer hungern will, muss fressen können

Es ist ja kein Geheimnis, dass ich es mit Bodybuildern nicht so habe. Die sind mir zu braun, zu breit, manchmal zu blöd – sie stinken (durch dieses dämliche Self-Tanning-Spray), sind ständig am Trainieren und verbringen den Rest ihrer Zeit in der Küche mit irgendwelchen Pülverchen, die akribisch abgewogen, verrührt und geschluckt werden. Alles nichts für mich.

Nun bestätigen ja bekanntlich Ausnahmen die Regel. Ausnahme Nummer 1: Papa Peter. Der kann und darf so lange Gewichte stemmen, wuchten und heben, wie er lustig ist, ohne dass ich ihm das übel nehme. Da habe ich sogar schon mal mit dem Selbstbräuner persönlich Hand angelegt, aber nur mit so einer Nasenklammer, wie die Synchronschwimmerinnen sie immer tragen.

Papa Peter bewundere ich so sehr dafür, dass er das mit den Katzenberger-Frankhauser-Frauen überhaupt so lange durchhält, der hat einen Freifahrtschein bei mir – und meine volle Bewunderung für diese Nerven aus Drahtseil, die er haben muss, um von uns auch nur eine tagtäglich zu ertragen. Meine Mutter ist dabei wie immer der schwerste Fall von allen, und die hat er ja nun wirklich 24 Stunden um sich rum, vor sich stehen, hinter sich sitzen, auf sich drauf oder (oops) unter sich liegen.

Zweite Ausnahme, bei der ich mich mit den Mucki-Jungs gerne gemein mache, nein, mir was von denen abschaue, staune und lerne: die Ernährung. Denn abgesehen von den künstlichen Substanzen, mit denen die ihren Rundungen gerne mal nachhelfen, wissen die natürlich alles über

Nährwerte, Kalorien, Verbrennung, Vitamine, Fette und Eiweiße, gute und böse Kohlenhydrate und so weiter.

Also ab in die Bodybuilder-Foren und gucken, wie die das machen, dachte ich mir am Anfang meiner ersten wirklich ernst zu nehmenden Abspeck-Challenge. Schließlich haben die Hobby-Arnies und ich ein gemeinsames Ziel: Wir wollen (jeder auf seine Art und Weise) einfach Bombe aussehen – die Jungs auf der Bühne, ich auf dem roten Teppich.

Das Allererste, was ich lernte und woran ich mich bis heute halte: Fett ist dein Freund. Fett macht NICHT fett. Im Gegenteil, Fett ist ein Energielieferant. Her mit allen Rumpsteaks dieser Welt! Davon darf man essen, so viel man mag, immer und immer wieder. Jetzt natürlich nicht mit Sauce Béarnaise oder Champignon-Sahne-Soße, aber das versteht sich ja wohl von selbst, oder?

Du brauchst Energie, zum Gehen, Stehen, Laufen und Denken. (Über Sex reden wir dann noch mal später!) Das Hirn muss ja arbeiten, die Synapsen müssen knallen, die linke und rechte Hirnhälfte irgendwie beschäftigt werden – und ich habe in dieser Zeit wahnsinnig viel nachgedacht.

Kaum eine Minute verging, in der ich mir nicht darüber den Kopf zerbrach, wie ich jemals wieder rank und schlank werden könnte. Leider nahm ich nicht bereits davon ab, über das Dünnseinwollen nachzugrübeln. Schade eigentlich. Das wär's doch: Gaaanz viel nachdenken und pro Gedanke zehn Kilokalorien verlieren. Pah, da würde ich im Zweifelsfall einfach mit Schach oder Sudoku anfangen und schwups – ne Woche später habe ich vier Kilo abgenommen, also einfach weggedacht. Natürlich müssten auch schräge Gedanken Kalorien verbrennen, sonst wäre ich ja leider angeschmiert.

Tja, leider wissen wir ja, dass Märchen nicht in Erfüllung gehen, schon gar nicht, wenn es um ernsthaftes Abspecken geht. Da kommt noch eher ein dreibeiniges Einhorn in Regenbogenfarben mit Rapunzel auf dem Rücken zur Hochzeit von König Drosselbart und Aschenputtel angaloppiert und die sieben Zwerge sind die Trauzeugen, als dass irgendjemand auf dieser Welt das für jeden passende, lecker schmeckende, mindestens ein Kilo pro Tag schmelzen lassende und danach auch nie wieder auf die Rippen kommende Einfach-abnehmen-Rezept erfindet.

Ich fragte auch meine Fans und bekam geschätzte tausend Programme vorgeschlagen. Darunter auch eins, das mir sofort gefiel: eine Ernährungsumstellung, nicht hungern und einmal die Woche einen Fresstag einlegen! Ja, richtig gehört. Nicht essen, speisen, naschen, knabbern, mampfen, stochern, sondern wirklich fressen. Was das Herz begehrt. Immer rein damit. Was und wie viel ihr wollt. Eis? Kein Problem! Schoko? Immer rein damit! Pommes? Warum nicht! Pizza? Darf auch gerne ein Stückchen mehr sein! Gummibärchen, Marmorkuchen, Schlagsahne, Nudeln, Kartoffeln, Pfannkuchen mit Apfelmus – mmmmhhh, lecker-schmecker …

Ihr werdet jetzt denken: Die Katze spinnt mal wieder, wie soll das denn funktionieren? Das habe ich ja noch nie gehört. Sich den Bauch vollschlagen –und dabei sollen die Pfunde purzeln? Wie komisch – oder auch nicht, denn mit so was macht man keine Scherze, dafür ist das Thema zu ernst. Und ich sage euch: Das ist kein Scherz, das ist der beste (und für mich der einzige) Weg, so ein Abspeck-Programm überhaupt durchzustehen.

Seien wir doch mal ehrlich: Verzicht fällt keinem von uns leicht. Ist ja auch ganz logisch. Ganz egal, wo wir gehen und stehen, überall sind wir umgeben von essenden Menschen. Ob in Bus oder Bahn, irgendjemand packt immer seine Tüte neben dir aus und beißt in sein Frühstücksbrötchen, lutscht auf der Parkbank sein Eis, mampft ein Stück Kuchen im Straßencafé, schlürft hinter dir in der Supermarktschlange seinen Vanille-Shake oder knabbert im Kinosessel eine Tüte Tortillachips – so laut, dass du kurz davor bist, ihm eine zu scheuern (und die Chips dann selber wegzufuttern). Man kann Essen nicht aus dem Weg gehen und genau deshalb erfordert es fast unmenschliche Kräfte, darauf willentlich zu verzichten.

Um mich also erfolgreich selbst zu kasteien, brauche ich ein Leckerli, einen Anreiz, etwas fürs Belohnungszentrum, damit ich mir auf die Schulter klopfen und sagen kann: Wow, Dani, gut gemacht! Hätte ich dir nicht zugetraut, aber du warst tapfer, bist nicht eingeknickt, hast es voll durchgezogen, hätte ich echt nicht gedacht!

Und dieses Leckerli ist eben mein Belohnungstag. Am Sonntag ist Fresstag!

Kontraproduktiv, werdet ihr jetzt denken. Einmal voll zuschlagen und damit alles zunichtemachen, was man sich vorher sechs Tage hart erkämpft und buchstäblich vom Munde abgespart hat? Aber ich sage euch: Eben nicht! Das täuscht. Klar, wenn man seinem Heißhunger so richtig nachgibt und stopft, bis nichts mehr geht, dann hat man natürlich ein Kilo mehr drauf, aber doch nur für den Moment. (Deshalb am Fresstag NIE auf die Waage gehen! Das frustet und das Selbstbewusstsein ist dann so angeknackst, dass es sich ne ganze Woche nicht mehr davon erholt.)

Das eine Kilo kriegt man in Nullkommanix wieder runter, das hat sich spätestens beim zweiten, dritten Toilettengang erledigt. Ein Kilo oben rein kommt 24 Stunden später unten auch wieder raus. Es darf einfach nicht zur Gewohnheit werden, der Fresstag muss die Ausnahme bleiben.

Und da kommt der nächste Trick. Während ich mich in den ersten Wochen schon am Montag auf den Sonntag (das war mein selbst gewählter Ich-will-alles-und-fress-auch-alles-Tag) gefreut habe, die Stunden und Minuten runtergezählt habe und mit mir persönlich ausdiskutierte, ob ich vielleicht den Wecker auf 00.01 Uhr, also kurz nach Mitternacht stellen sollte, um die 24 Stunden voll auszukosten (tat ich dann doch nicht, aber ab sieben Uhr morgens schlug ich zu – und zwar so, als ob Frankenstein das Krümelmonster mit Kater Garfield gekreuzt hätte), nahm dieser Jieper im Laufe der Zeit immer mehr ab.

Hätte ich nie gedacht, aber schon am vierten All-you-can-eat-Sonntag verspürte ich nur noch mäßigen Appetit auf alles, was dick macht. Na gut, ab und zu ein Stückchen Joghurt-Schokolade, ein kleiner Lolli mit Kirschgeschmack oder ne heiße Schokolade mit frisch geschlagener Sahne, aber es wurde von Mal zu Mal weniger.

Irgendwann habe ich mich sonntags selber erschrocken: Häh, Dani, was hast du denn jetzt wieder vergessen? Da war doch was, aber was? Hast du am Ende mehr Gehirn- als Fettzellen verloren? Ticktack, ticktack, konzentrier dich, Dani!

Ich warf mir schnell eine Handvoll Nüsse ein, mein Brainfood. Mit Nüssen lässt es sich einfach besser denken, ganz egal, ob man über eine preisverdächtige Formel nachdenkt, die die Menschheit retten soll, oder es nur Klein-Dani ist, die nicht mehr weiß, was sie heute, am Sonntag, machen wollte.

Ach ja, essen – also fressen. Sonntag gleich Fresstag, wie konnte ich das vergessen? Bingo, geschafft, von ganz allein, automatisch, super ... Mein persönliches Belohnungszentrum hatte sich selber eliminiert – so wie die Botschaften, die Tom Cruise in „Mission Impossible" immer am Anfang bekommt und die sich dann – bum-bum – selbst in die Luft jagen, so hatte sich mein Belohnungstag in Luft aufgelöst. Und wieder eine Stufe mehr auf der Abspeck-Leiter erklommen. Geht doch!

Außerdem habe ich tatsächlich auch noch gelernt, den Kochlöffel zu schwingen. Meine Lieblingsrezepte, gesund, lecker und in fünf Minuten fertig, sowie Gerichte, die Lucas zum glücklichsten Ehemann der Welt machen, gibt's im letzten Kapitel ab Seite 123.

4.

Ist Dicksein wirklich erblich?

Die meisten Leute hängen sich ja, wenn sie abnehmen wollen, ein Foto von ihrem Ist-Zustand an den Kühlschrank oder den Badezimmerspiegel oder die Haustür oder in den Kleiderschrank oder am besten gleich überall hin. Als ständige Mahnung. Wo immer man auch geht und steht, knallt einem dann gleich ne Art erhobener Zeigefinger entgegen: Nie wieder willst du so aussehen! Holzhammer-Methode eben. Mache ich auch, aber ein bisschen krasser.

Statt Foto habe ich mir den Jogginganzug meiner Mutter in meinem Schlafzimmer drapiert. Mit diesem Anblick gehe ich nachts schlafen (mit anschließenden Alpträumen) und morgens wache ich mit Blick auf das Horrorszenario wieder auf – das macht schlagartig wach, aber nicht gerade gute Laune.

Dieses Klamottenungetüm ist mein persönliches Mahnmal, denn es führt mir immer wieder vor Augen, wie ich mal aussah, als mir das Teil gepasst hat, und was in Zukunft zu verhindern ist.

Ich möchte XL, Größe 44, für immer aus meinem Leben streichen – es sei denn, dass ich schlagartig zehn Zentimeter über Nacht wachse, daraus ergeben sich natürlich ganz andere Größen- und Mengenverhältnisse. Aber mein persönlicher Ich-fühl-mich-rundum-wohl-Zustand liegt eben bei Größe 36.

Damit das mal ganz klar ist, das gilt für mich und ich predige sicher nicht, dass alles ab Größe 40 nicht mehr schön ist. Ganz und gar nicht. Ich habe euch ja schon gesagt, dass meine Mutter, die es wirklich nur ein einziges Mal geschafft hat, kurzzeitig ihr Gewicht nach unten zu verändern (nach oben schafft sie es mit einer Leichtigkeit und Häufigkeit, die bewundernswert ist), genau in dem Moment, wo sie Kilos verloren hatte, einfach fertig aussah. Jeder Typ ist anders – das gilt sowohl für die Optik als auch fürs Wohlbefinden.

Und mal ehrlich: Was bedeutet schon schlank? Ich finde, dass Beyoncé schlank ist – Traumfigur. Stell die neben Kate Moss, dann denkst du, die ist ein Model für Übergrößen – und zwar Über-Übergrößen. Die einen mögen es eben twiggy-dürr, die anderen lieber rubensrund. Sind „Du hast Beine wie ein Reh“-Sprüche eigentlich ein Kompliment oder heißt das, dass man staksig-unbeholfen läuft?

Mir hat das mal ein Typ gesagt, als ich vergessen hatte, mich zu rasieren – ich fühlte mich erst gepampert und guckte ihn ganz verliebt an, als er mir noch einmal die Beine gegen den Strich streichelte und sagte „Wirklich, wie ein Reh, genauso behaart.“ Danke schön, auf Nimmerwiedersehen – seitdem rasiere ich im Zweifelsfall lieber zweimal am Tag.

Wieso wird man eigentlich als ‚fette Kuh‘ beschimpft, wo doch jeder Stier viel größer und breiter ist, was aber als stattlich gilt. Irgendwie gehen diese Tiervergleiche immer auf Kosten der Frauen – man sagt ‚dumme Ziege‘, aber nie ‚dummer Bock‘, ‚dämliche Gans‘, aber nie ‚dämlicher Ganter‘, ‚blödes Huhn‘, aber nie ‚blöder Hahn‘, ‚feige Sau‘, aber nie ‚feiger Eber'. Müsste man – also ich meine natürlich frau – darüber nicht mal grundsätzlich reden?

Wie auch immer, was zu viel oder zu wenig auf den Rippen ist, muss jeder ganz alleine für sich entscheiden. Da hat einem niemand reinzureden – weder der Freund noch der Ehemann, nicht die eigene Mutter und auch nicht die allerbeste Freundin. Es geht um euch – nur um euch! Wenn ihr rundum zufrieden seid, fein, dann soll es genauso sein. Ganz gleich, welche Kleidergröße ihr tragt oder was in irgendwelchen Magazinen mal wieder als geltendes Schönheitsideal vorgegeben wird.

Das ändert sich sowieso ständig und wir wären nur noch am Zu- und Abnehmen, wenn es darum ginge. Dann müsste ich mir jedes halbe Jahr meine Busen-Pads rein- und rausnehmen lassen, denn mal ist nur ne Handvoll gefragt (angeblich – ich persönlich habe noch keinen Mann getroffen, der die berühmt-berüchtigten geballten Mäusefäuste mag), dann wieder Doppel-D-Porno-Chic. Da kommt doch kein Mensch hinterher, geschweige denn ein Busen.

Ich persönlich fühle mich als knapp über einen Meter gemessener Zwerg am wohlsten mit knapp 60 Kilo. Liegt aber auch daran, dass ich für mehr Fleisch auf den Rippen viel zu geizig bin. Ich mache ja keinen Hehl daraus, dass ich meine Kröten gerne zusammenhalte. Die Klamottenfirmen langen ab Größe 42/44 noch mal kräftig hin – Preisaufschlag für Stoffaufschlag. Irgendwie finde ich das frech. Die könnten doch genauso gut einen Aufschlag für diffizile Näharbeiten verlangen. Bei Größe 32/34, also XXS, ist doch alles viel schwieriger zu nähen und zu knöpfen, zu bügeln und zu heften. Das ist doch wie Puppenstuben zusammenbasteln. Jeder, der das mal probiert hat, weiß, dass ein Baumhaus zimmern dagegen ein Klacks ist.

Aber die Welt ist ja bekanntlich gerne unfair. Bester Beweis: die Geburts-Lotterie. Ich zum Beispiel habe genetisch einfach die Arschkarte gezogen. Da brauchen wir gar nicht lange drum herumzureden, das ist ein ganz grausamer Fakt. Der wird mir seit 30 Jahren tagtäglich vor Augen geführt. Ich weiß ganz genau, was mich mit jedem Lebensjahr mehr erwartet – Cellulitis, Schwabbel-Oberarme – die sogenannten Winkeärmchen – Rettungsringe im Bauchbereich (und zwar so viele, dass ich damit einen kompletten Kinder-Schwimmkurs ausrüsten könnte), ein dicker Hintern und ein Busen, der lieber auf dem Boden bleibt als Richtung Himmel zu streben (vielleicht sollte ich ihm mal einen Kompass schenken, damit er besser mit den Himmelsrichtungen klarkommt – immer nach oben streben, nimmer nach unten).

Wahrlich schöne Aussichten! Woher ich das jetzt schon alles weiß? Na, weil ich jeden Tag meine Mutter sehe. Und da es definitiv einfacher ist (obwohl das mit dem Abspecken das Schwerste ist, was ich jemals gemacht habe – abgesehen von diversen Entscheidungen im Schuhgeschäft), gegen das bevorstehende Horrorkörperszenario anzuarbeiten als Mutter aus dem Weg zu gehen (unmöglich, denn sie spürt mich immer auf – von der könnten Polizeihunde noch was lernen), habe ich mich also für diesen harten Weg entschieden.

Allerdings wollte ich schon nach den ersten zwei Schritten wieder aufgeben. Denn was mir mal wieder keiner gesagt hatte, ist, dass am Anfang dieser Abnehm-Tortur nichts passiert. Niente! Nada! Nothing! In Zahlen: null.

5.

Wieso hasst mich meine Waage so?

Ich sehe mich noch nackt im Badezimmer stehen, wie ich die Batterien in der gerade erst gekauften und im Geschäft noch voll funktionsfähigen Waage austausche. Gut, daran lag es schon mal nicht.

Dann schleppte ich eine Sperrholzplatte ran, um dieses dusselige Messinstrument darauf zu stellen, weil in der Gebrauchsanweisung stand, dass eine Schieflage das Wiegeergebnis beeinflussen könnte. Funktionierte auch nicht!

Ich war schon auf dem Weg zum Laden, mit dem Garantieschein in der Hand, um das dämliche Ding umzutauschen (gefühlt hätte ich es am liebsten aus dem Fenster geschmissen, aber dafür bin ich zu sehr Sparfuchs), als Lucas mich kurz vor der Haustür abfing.

„Was ist denn los, mein Schatz?", fragte er und betrachtete voller Besorgnis meine vor Wut knallrot angelaufene Birne.

„Nix Schatz! Schatz ist gerade übelst gelaunt. Nix funktioniert hier. Scheiß Waage." Endlich jemand da, den ich anfauchen konnte. Blöderweise ist es immer Lucas, den ich anfauche, aber der hat schon auf Durchzug-Modus gestellt, wenn ich anfange. Der kann es also mittlerweile ab – glaube ich zumindest, nein, hoffe ich!

„Das kann doch nicht sein, die hast du doch erst gestern gekauft. Gib mal her", versuchte er mich zu beruhigen – und machte alles nur noch schlimmer.

„Glaubst du, ich bin zu blöd, ne Waage zu benutzen? Hinstellen, draufstellen, gucken – das kriege selbst ich hin."

Während ich noch vor mich hin zeterte, hatte er sich schon auf den Stein des Anstoßes gestellt, schaute auf die Anzeige, schaute zu mir, noch mal auf die Anzeige und sagte dann: „Und nun? Verstehe ich nicht, geht doch alles."

AAAAAAAHHHHHH – wieso wollte und konnte er mich denn nicht verstehen? Das Katzenberger-Deutsch ist doch keine komplett andere Sprache. Und falls doch, konnte man doch nach über zwei gemeinsamen Jahren erwarten, dass er zumindest die Grundbegriffe erlernt hatte.

„Ich habe nicht gesagt, dass die Anzeige nicht geht. Aber das, was sie anzeigt, ist falsch. Viel zu viel. Die ist nicht richtig eingestellt, falsch justiert, Betrug."

Ich wusste es ganz genau, denn es konnte ja nicht sein, dass ich mich seit 24 Stunden durch mein erstes ernst zu nehmendes Abspeck-Programm quälte und laut diesem Mistding nicht ein Gramm abgenommen hatte. Mindestens ein Kilo weniger hätte da stehen müssen, bei eineinhalb wäre ich glücklicher gewesen, aber ich wollte ja nicht gleich unverschämt und maßlos werden – ich wollte doch nur ein bisschen schlanker werden.

Für den Blick, den Lucas mir in dem Moment schenkte, hätte ich ihm echt eine reinballern können. Fehlte nur noch, dass er mir über meinen Kopf gestreichelt hätte – so gönnerhaft, so alles-wird-gut-mäßig, so ach-guck-mal-das-kleine-Mädchen.

„Das tut mir leid, mein Schatz, die Waage arbeitet einwandfrei. Das Gewicht stimmt." Wo ist der nächste Scheidungsanwalt, wenn man ihn braucht?

„Deins vielleicht, meins nicht." In meiner rosa Dani-Welt kann nicht sein, was nicht sein darf. Wenn das also das Ergebnis meines 24-stündigen Marathons „Ich sage Nein zu allem, worauf ich Bock habe" sein sollte – na dann, Mahlzeit. Ich kaufe doch keine Waage, die mir schlechte Laune macht! Ich kaufe schließlich auch kein Kleid, damit ich möglichst schlecht aussehe und depressiv werde. Ist doch sonnenklar.

Haben denn die Waagen-Hersteller noch nie was von einem Motivationsschub gehört? Davon, dass kleine Lügen manchmal besser sind als die nackte, hässliche Wahrheit? Wieso haben sie denn nicht so eine verdammte Abspeck-Taste eingebaut, womit man sich selbst beschwindeln kann? Wenn du die drückst, stehen da automatisch (mindestens!) 500 Gramm weniger drauf. Klar wüsstest du, dass du schummelst, aber die Zahlen würden dir erst mal Hoffnung machen. Meine Hoffnung, die ja bekanntlich zuletzt stirbt, hatte sich gerade selbst beerdigt.

Das bringt doch eh alles nichts. Was soll der Scheiß? Warum quälen, wenn's nicht hilft? Ich sah mich schon einen dicken, fetten Schwarzwälder-Kirsch-Becher mit doppelt Soße und dreifach Schlag in der Eisdiele bestellen – als krönenden Abschluss meiner x-ten gescheiterten Diät.

Erst ein Blick auf den grauen Jogginganzug meiner Mutter brachte mich wieder zur Vernunft – sollte das etwa für den Rest meines Lebens meine Uniform sein? Nein! Los, Dani, auf geht's, ab in den Abspeck-Kampf. So leicht gibst du dich nicht geschlagen.

Ich schleppte die Waage wieder zurück ins Badezimmer – und strafte sie dort die nächsten vier Tage erst mal mit Nichtachtung. (Lucas, Mister Perfect Body, übrigens auch!) Wir beide – also, die Waage und ich – mussten einfach noch mal ganz von vorne anfangen, wenn das mit uns noch was werden sollte.

6.

Der Beginn einer dicken, nee, lieber großen Freundschaft

Schon komisch, womit man sich alles auseinandersetzen muss, wenn man ein paar Pfunde verlieren will. Da werden die selbstverständlichsten Dinge zu Astrophysik. Ich meine, was kann man beim Wiegen schon falsch machen? Ich sage euch: Alles!

Dass normalerweise ohnehin die Waage an allem Schuld hat, habe ich euch ja schon mit meinem Kauf und der damit einhergehenden Enttäuschung, als nach 24 Stunden nichts passierte, erzählt. Das Ding ist nur, dass die Waagenproblematik sich die ganze Zeit weiter durchzieht, also ein andauerndes Problem bleibt. Ein ziemlich fettes Problem!

Ich habe es inzwischen zu einer gewissen Professionalität gebracht, was den Umgang mit diesem miesen, fiesen Messinstrument angeht. Wichtigste Regel: Immer, ohne Ausnahme, da kann kommen, was will, ausschließlich am frühen Morgen auf das Ding steigen! Wer es abends macht, ist danach akut suizidgefährdet.

Vor dem Wiegen unbedingt auf die Toilette gehen, das Morgenpipi muss raus. Nicht, dass ich wie ein Pferd strullern würde und man damit drei Blumenbeete düngen könnte, aber jeder Tropfen weniger zählt – besser gesagt, zählt nicht. Und wir kämpfen ja um jedes Milligramm. Danach geht's gleich unter die Dusche, und da wird rasiert – komplett! Ich sage, Kleinvieh macht auch Mist. Jedes Härchen weniger macht mir später beim Gewicht bessere Laune.

Ach – und die Extensions?, werdet ihr jetzt vielleicht sagen. Ja, ihr habt recht, die bringen bestimmt ein knappes Kilo auf die Waage. Aber da ich die schon immer hatte und immer haben werde, zähle ich die nicht als Ballast. Ich kann mir ja auch nicht einfach mal kurz den Kopf abschrauben, um zwei Kilo weniger Luft auf die Waage zu bringen.

Zugebenermaßen hat das Wiege-Prozedere bei mir langsam manische Züge angenommen. Erst noch schnell Zähne putzen (Zahnbelag hat garantiert auch ein Gewicht!), definitiv hundertprozentig abgeschminkt und splitterfasernackt – da hat noch nicht einmal ein Hauch von Seide was zu suchen.

So und nicht anders nehme ich also meinen allmorgendlichen Gewichtskampf auf – und lasse mir dementsprechend die Tageslaune vorgeben, von himmelhoch jauchzend bis zu Tode betrübt.

Meine Waage ist auch noch so ein besonders tückisches Ding. Die verrät dir sogar dein Lebensalter. Also nicht das, was in deiner Geburtsurkunde steht, sondern das, was dein Körper anhand seiner Fett- und Muskel- und Ich-weiß-nicht-was-Werte angibt. Das ist so ein bisschen wie echte, gemessene Außentemperatur und diese gefühlte Windchill-Temperatur. Und wie wir wissen, liegen da manchmal locker zehn bis fünfzehn Grad dazwischen. Ähnlich verhält es sich mit der Waage.

Am Anfang hat das unverschämte Ding was von 44 Jahren behauptet, als ich draufstand. 44 Jahre? Hatte Lucas vielleicht vorher draufgestanden? Oder meine Mutter und vergessen, die Memory-Funktion zu löschen? Wer von den beiden alten Menschen war schuld? Ich meine, ich war gerade mal 29 Jahre alt und da wird mir eine 44 entgegengeknallt! Ich und 44? Bis ich so alt bin, leben wir doch bestimmt schon auf dem Jupiter, in der absoluten Schwerelosigkeit!

„Lucas“, rief ich wütend ins Schlafzimmer. „Warst du gerade auf der Waage?“

„Ja, wieso?“, fragte er zaghaft nach. Wie immer in dem Wissen, dass bei Dani plus Waage meist nichts Gutes bei rauskommt.

„Puh, dann ist gut“, atmete ich erleichtert auf. Für mich war das Problem damit gelöst – die 44 Jahre konnten sich also nur auf meinen Vorwieger beziehen. Zu früh gefreut!

„Und weißt du was?“, schmetterte es fröhlich durch die Badezimmertür, „mein biologisches Alter ist laut Fettgehalt 27 Jahre. Das ist ne super Waage, die du da gekauft hast!“

Patsch, das saß. Wieso verschwor sich gerade die ganze Welt gegen mich? Diese dumme Waage, die ich aus der Gefangenschaft befreit hatte, als ich sie aus dem dunklen Regal nahm, Lösegeld an der Kasse zahlte, sie andächtig nach Hause trug, ihrem Pappkarton-Gefängnis entriss und ihr einen Platz im Bad gab, ein neues Zuhause. Das war jetzt also der Dank?

Und dann dieser Typ im Nebenzimmer, der mit über 40 nun wirklich die besten Jahre hinter sich hatte, der mindestens die Hälfte seines Lebens gelebt hatte und bei dem es eigentlich mehr bergab als bergauf ging. 27 Jahre – etliche Jahre jünger als tatsächlich! Und ich? 44 statt 30 Jahre – 14 Jahre mehr.

Die Wuttränen stiegen mir in die Augen. Die Waage konnte mich mal! Ab morgen würde ich bei meiner Postfiliale fragen, ob ich da auf die Paketwaage steigen dürfe. Da konnte ich mir zumindest sicher sein, dass die nicht schummelt, denn die war geeicht und bestimmte das Porto bei jedem Brief, Päckchen oder Paket auf das Gramm genau. Deutsche Post, deutsche Wertarbeit. Notfalls würde ich mir einfach ein bisschen Paketschnur rumwickeln und mich dann per Einschreiben an mich selbst verschicken – mich an Lucas zu adressieren würde ich mich nicht trauen, nachher verweigert der noch die Annahme.

Aber so weit kam es dann doch nicht, denn meine verdammte Waage und ich sollten doch noch mal beste Freunde werden. Lange hat's gedauert, der Weg war beschwerlich und mühsam, immer wieder gab es Rückschritte (leider mehr Rück- als Fortschritte). Aber dann gab es diesen einen magischen Moment, in dem ich kurz davor war, mich auf die kalten Badezimmerfliesen zu knien und die Waage zu küssen – zeigte sie doch tatsächlich 23 an. 23! Da ich meinen 30. Geburtstag erfolgreich hinter mich gebracht hatte, waren das ganze sieben Jahre, die ich plötzlich jünger war. Hurra, geschafft! Gute Waage. Meine Waage. Ganz, ganz liebe Waage. Geht doch!

Seitdem betrete ich aber auch keine andere mehr. Denn wir sind jetzt ein eingespieltes Team. Die bei meiner Mutter hat sowieso ne Macke. (Ich glaube ja, Waagen passen sich – ähnlich wie Hunde – mit der Zeit ihren Besitzern an.) Die von meiner Schwester kennt sich mit so hohen

Kilozahlen, wie ich sie während und nach der Schwangerschaft hatte, gar nicht aus, da ist irgendwie ab 60 Kilo eine Sperre drin – scheint sie als Super-Schnäppchen im Sonder-Ausverkauf erstanden zu haben. Halbe Anzeige, halber Preis. Und im Hotel reichen mir ohnehin die Spiegel, um zu sehen, wo ich was zugelegt habe.

Ist euch das mal aufgefallen? Spiegel in Hotelbädern sind unerbittlich, gehören eigentlich verboten. Dazu müsste es mal eine Gesetzesvorlage geben – zum Schutz von in der Abspeck-Phase befindlichen Frauen, damit die nicht verzweifeln.

Und die Dinger kennen auch keinen Promi-Bonus – die zeigen einfach nur die nackte, ungeschönte Wahrheit. Knallhart – da kann man sich drehen und wenden, wie man will. Erbarmungslos ausgeleuchtet, mit Licht von oben, unten und von der Seite. Alles, was ich beim Schminken so schätze (am liebsten Flutlicht aus 1.000-Watt-Strahlern), hasse ich, wenn es um die Beleuchtung meines nicht ganz so perfekten Körpers geht. Einziger Ausweg: Augen zu und durch.

Es ist ja so: Was du nicht suchst, kannst du auch nicht finden. Wenn ich mich also gar nicht erst anstrenge, neue Fettpölsterchen zu entdecken, dann sehe ich sie auch nicht. So ein bisschen Vogel-Strauß-Politik, also Sand in den Kopf, Quatsch, Kopf in den Sand. In Umkleidekabinen mache ich das genauso. Die Innenarchitekten, die da die Lampen installiert haben, gehören doch alle verklagt.

So dick und rund kann ich gar nicht sein, wie ich da

immer aussehe. Wollen die einfach keine Klamotten verkaufen oder sind die schlichtweg blind?

Manchmal glaube ich, die haben die Spiegel vom Jahrmarkt geklaut, diese fiesen Zerrspiegel aus dem Gruselkabinett. Irgendeine Ausrede habe ich immer für mich, wenn mir meine Figur nicht passt.

Ich lerne meine Küche lieben

Seitdem ich mich meiner Mission Wunschgewicht widme, habe ich ein neues Hobby. Gut, Schuhe kaufen gehört immer noch zu meinen absoluten Lieblingsbeschäftigungen und ich würde wetten, dass mir jeder Arzt auf der Welt ein Attest ausstellen würde, dass ich an chronischer Fußbekleidungssucht leide, die medikamentös nicht zu heilen ist. Deshalb bin ich per Rezept verpflichtet, meiner Gesundheit zuliebe mindestens einmal die Woche ein Geschäft zu betreten, wo die Objekte meiner (Sehn-)Sucht käuflich zu erwerben sind. Leider zahlt die Krankenkasse diese gelegentlich eher überhöhten Behandlungskosten bisher nicht.

Ich schätze mal, die einzige Art, mich von dieser Sucht zu kurieren, wäre das Aussetzen auf einer verlassenen Südseeinsel – oder ein längerer Aufenthalt in einer Gummizelle. Auf der Insel könnte ich mir notfalls ja noch selber helfen – Absatz und Sohlen aus Treibholz schnitzen, aus Palmblättern die schönsten Fesselbänder flechten, alles mit Muscheln und Seesternen verzieren – könnte fast ein Geschäftsmodell werden, je länger ich darüber nachdenke …

Aber wie gesagt, ich habe jetzt eine zweite Leidenschaft. Die hat auch was mit Kaufen zu tun und einen ähnlich hohen Suchtfaktor, ist aber eine ganz andere Abteilung: die Küche. Dass ich, Daniela Katzenberger, noch mal auf die drei Ks kommen würde (Kinder, Küche, Kirche), das macht mir schon fast ein bisschen Angst. Das Ding ist nur, wenn du einmal angefangen hast, am Herd zu stehen, dann bist du so was von empfänglich. Also, jetzt nicht von wegen schneller Kinder kriegen – das mag ja sein, wenn man viel mit Austern, Spargel, Feigen und Chili (scharf macht scharf) arbeitet. Nebenbei: Täuscht das eigentlich oder hat das ganze Zeug auch von der Optik her was Sexuelles – Spargel und Chili lang und spitz und Austern und Feigen schön wabbelig-weich-wollüstig? Also alles, was aphrodisierend sein soll. Aber das habe ich noch nicht ausprobiert – wozu auch, ich bin doch selbst ne Aphrodite – das muss reichen!

Ich meine, empfänglich für so ziemlich jeden Quatsch, den es an Küchenzubehör gibt – und da gibt es ne Menge!

Mir ist jetzt erst klar, wie viel Geld ich in meinen ersten 30 Lebensjahren dadurch gespart habe, dass meine Küche immer eine Art Sperrgebiet war: Zutritt verboten! Völlig unerforschtes, womöglich gefährliches Gelände. Nicht einzuschätzende Gefahren, die da zwischen Herd und Spüle lauern könnten. Nur Kummer und Sorgen, die sich da hinter jeder Ecke verbergen – Tränen beim Zwiebelhacken, abgebrochene Nägel am Schneidebrett, fiese Verbrennungen an heißen Töpfen. Wer braucht das denn bitte?

Deshalb konnte ich jahrelang nicht ohne Stolz behaupten, keine einzige Pfanne zu besitzen, keine Rührschüssel, keinen Schneebesen, keinen Mixer, keinen Blender, keine Tupperware, kein gar nichts – die Küche war für mich eine andere Galaxie, genauso fremd wie der Kampfstern Galactica oder das Tragen einer Birkenstock-Gesundheitssandale.

Bis ich eben meinen Gesund-Essen-Rappel bekommen habe. Und dann ging's los. Völlig unkontrolliert und ohne jeden Sinn und Verstand. Haben wollen! Ich war das perfekte Opfer aller Shopping-Kanäle. Kein Versprechen, das bei mir nicht zündete.

Die Ritsch-ratsch-und-alles-ist-fertig-Schneidemaschine, die ich nachts um zwei Uhr beim Zappen erspähte – zwei Tage später hatte ich sie per Postlieferung zu Hause. Nie wieder würde ich ein Messer in die Hand nehmen müssen. Einfach rein mit dem Gemüse, ritsch-ratsch, und schon wird angerichtet. So sah das zumindest im Fernsehen aus.

Bei mir klappte es nicht ganz so gut. Erst brauchte ich einen halben Tag, um dieses Ungetüm zusammenzubauen, dann schnitt ich mich bei dem Versuch, die Schneidemesser auszutauschen – und die musste man oft austauschen, denn das war ja das Tolle an dem Ding, dass das mit nur einem Ritsch schmale Streifen, mit einem Ratsch dicke Würfel und mit einem Ritsch-ratsch sogar Karotten in Sternchenform schneiden konnte. Die Apparatur konnte es vielleicht, aber ich konnte es nicht mit der Apparatur!

Abgesehen davon, dass man natürlich alles erst mal mit einem normalen Küchenmesser halbieren und vierteln musste, bevor Äpfel und Tomaten, Ananas und Gurken da überhaupt reinpassten. Und was dann gar nicht passte, war dieses angebliche Zaubergerät in die Spülmaschine. Der komplette Spüler war voll, wenn man das Ding erst mal auseinandergebastelt (dafür musste ich mehrmals Lucas rufen, weil ich an der Aufgabe jämmerlich gescheitert war) und dann versucht hatte, es irgendwie zu verstauen. Ergebnis: Die Teller musste ich rausnehmen und mit der

Hand spülen, damit das Plastikmonstrum nach eineinhalb Stunden sauber aus der Maschine kam, um es dann in den Keller zu tragen, weil ich nur da genug Staufläche hatte.

Ihr könnt euch vorstellen, dass ich es sehr bald leid war, jedes Mal die dunkle Treppe runterzumarschieren, nur um mal schnell einen kleinen gemischten Salat zu machen.

Ritsch-ratsch fristet seitdem sein Dasein gleich neben dem niemals benutzten Sandwichmaker, dem schon mit einer dicken Staubschicht bedeckten Fondue-Set, der Salatschleuder, mit der ich immer die komplette Küche unter Wasser setzte (mir hatte aber auch niemand gesagt, dass ich unbedingt den Deckel drauf setzen musste), der tollen Kirschentkernungs-Maschine, der Pfanne, die in der Werbung so wirkte, als ob sie alles alleine braten würde (tat sie natürlich nicht!) und noch ein paar anderen Fehlkäufen (ich schätze mal, so insgesamt an die 48 Stück).

Ja, ich habe eine Menge Lehrgeld bezahlt, was meine ersten Kochversuche angeht. Ergebnis: Nichts kocht und brät, schneidet, schält und entkernt, püriert und würzt sich von selber. Merke: Selbst ist die (Haus-)Frau. Und in der Küche gilt nicht: Viel hilft viel. Meine allerschwerste Lektion, denn bei mir kann es ja von was auch immer gar nicht genug sein. Ich bin die fleischgewordene Übertreibung. Maßlosigkeit ist mein Lebensmotto. Ich will mehr, mehr und noch mehr. Doch in der Küche bedeutet das nur volle Schränke und Schubladen. Reduzierung lautet hier das Zauberwort.

Zwei gute Pfannen, ein paar gute Töpfe, ganz wichtig sind scharfe Messer und (wovon ich nie eine Ahnung hatte) Gewürze – da wiederum gilt wirklich, dass man gar nicht genug davon haben kann.

Für jemanden, der in einem Haushalt groß geworden ist, in dem es nur Salz und Pfeffer gab und das höchste der Geschmacksgefühle eine Flasche Maggi war, musste ich wirklich ganz von vorne anfangen. Das war so, als ob ich noch mal in die Vorschule geschickt wurde, um das kleine Gewürz-Einmaleins zu lernen. Ich kam aus dem Staunen gar nicht mehr raus.

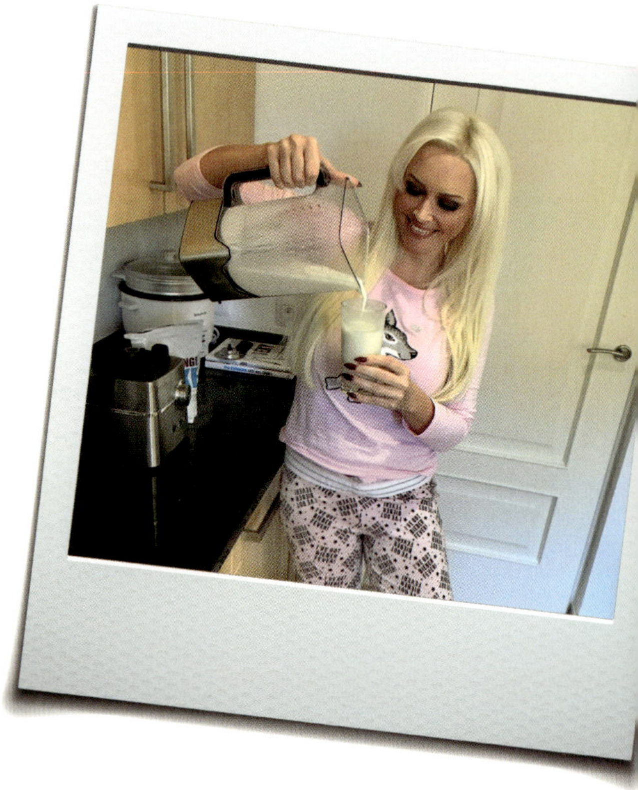

Meine liebsten Küchentools

1. Standmixer

2. Zerkleinerer für Zwiebeln und Gewürze
(da gehen auch die manuellen –
beim Draufhauen kann man sich super abreagieren)

3. Grillpfanne (damit gelingt jedes Steak)

4. Eine automatische Saftpresse

5. Mikrowelle (damit mach ich mir die Reste warm,
faul wie ich bin)

6. Kaffeemaschine – ein Leben ohne Kaffee geht nicht
(genauso wenig wie ohne Lucas)

7. Ein Gemüsehobel (für meine heißgeliebten
Rote-Bete-Chips)

8.

Mein süßes Geheimnis

Natürlich kannte ich diese proppenvollen Regale im Supermarkt, wo diese Plastikdosen, Glasfläschchen und Cellophantüten standen, wo allerlei Pulver, Puder, Stangen, Schoten, Samen und Körner drin waren. Aber was wofür? Keine Ahnung!

Selbst unter Androhung von Gewalt (zum Beispiel schnipp-schnapp, Haar-Extensions ab) wäre mir kein Gericht eingefallen, für das man Rosenpaprika gebrauchen könnte. Oder Kapern. Wer in aller Welt braucht Kräuter der Provence in seinem Küchenschrank? Das einzige, was ich jemals aus der Provence in meinem Schrank – und zwar im begehbaren Kleiderschrank – hatte, waren Lavendelblüten, verpackt in kleine Säckchen, um die Motten fernzuhalten. Jetzt sollte ich irgendwelche dieser Trockenkräuter in mein Essen streuen.

Aber wer nicht wagt, der nicht gewinnt. Nach nur zwei Wochen – und etlichen Selbstversuchen, die zugegebenermaßen auch mal danebengingen – war ich stolze Besitzerin und leidenschaftliche Benutzerin von über 30 Gewürzdöschen. Ob Curry oder Knoblauchsalz, Anis oder Muskat, Wacholder oder Lorbeer, Oregano oder Basilikum – es gibt mindestens genauso viele Gewürze wie Schuhmodelle bei Louboutin (die mit der roten Sohle). Wenn man erst einmal angefixt ist, will man immer mehr davon.

Meine Geschmacksnerven haben sich natürlich erst mal zu Tode erschrocken. Wie gesagt, bei uns wurde fast immer und ausschließlich mit der markanten, braunen Flasche gewürzt. Ich schätze mal, dass wir einen der höchsten

Pro-Kopf-Verbräuche in ganz Deutschland hatten. Meine Mutter schleppte die Maggi-Dinger im Großpack an. Bei ihren Kochkünsten lautete das Motto: Viel hilft viel, also noch ein paar Spritzer der braunen Würzsoße drüber. Manchmal drehten wie die rote Kappe sogar einfach ab und kippten gleich beherzt nen ganzen Schwung aufs Essen.

Das Nächste, was bei uns daheim im Schrank nie fehlte, war Soßenbinder, der helle und der dunkle. Ich würde es mal so sagen: Während sich andere Mütter über das Mittagessen ihrer Kleinsten den Kopf zerbrachen und sich die Finger wundrührten, Mehlschwitzen machten, Soßen einkochten und mit Butter oder Sahne andickten, hielt meine Mutter es einfach ein wenig praktischer – Hauptsache, es ging schnell.

Keine große Sache, wenn man sich erst mal daran gewöhnt hat. Wir, mein Bruder, meine Schwester und ich, taten das sehr schnell, es blieb uns ja auch nichts anderes übrig. Draußen die BASF-Luft, drinnen die Mutter mit ihren Glutamat-Küchenhelfern, die so schmackhafte Namen wie E 621, E 622, E 623 und so weiter hatten. Wenn ich mir über irgendwas in meinem Leben sicher sein kann, dann, dass ich keine Glutamat-Unverträglichkeit habe. Bei dem Konsum, den ich hinter mir habe, dürfte es mich und meine Geschwister sonst gar nicht mehr geben. Nein, von Biofood waren wir so weit entfernt wie ich vom großen Latinum oder Donald Trump vom Anstand gegenüber Frauen.

Das Allergesündeste in meiner Kindheit war die Gurke auf dem Hamburger.

Den bekamen wir zweimal im Jahr, wenn Mama mit uns essen ging. So richtig ins Restaurant, mit Sitzen und Bestellen. Also andersrum: Erst bestellen, dann aufs Essen warten, Tablett selber rübertragen, sitzen, essen, abräumen. So sahen Familie-Katzenberger-geht-groß-aus-Essens-Ausflüge bei uns aus. Einmal McDonald's, bitte.

Wir Kinder haben das natürlich geliebt, freuten uns auf unsere Junior-Tüte (da sieht man mal wieder, wie alt ich schon bin, heute heißt das ja Happy Meal) und bekamen einen kurzen Vitaminschock durch die Salatbeilage. Von wegen, ungesundes Fast Food – es kommt immer drauf an, wo man herkommt und was für eine Küche man sonst kennt. Und grün gab's in unserer heimischen Küche nicht – höchstens, wenn das Industrietoastbrot mal anfing zu schimmeln.

So, nun wisst ihr, auf welchem Entwicklungsstand ich mich per Geburt in Sachen Küche und Kochen befand, bis ich mich frohgemut daranmachte, mich ab sofort selbst zu versorgen, gesund und kalorienbewusst. Das war ein bisschen so, als wollte ich mich innerhalb der nächsten 24 Stunden auf Marsmission begeben – du kennst das Ziel, hast aber keine Ahnung, wie du da hinkommen sollst und was dich auf dem Weg erwartet. Aber du hast eine Rakete – deinen Willen!

Der nächste Kulturschock erwartete mich im Supermarkt, als ich Olivenöl kaufen wollte. Ich dachte, ich hätte mich verlaufen und wäre in der Weinabteilung gelandet.

Da standen tatsächlich Flaschen für 15, 18 oder sogar 24

Euro. Hallo? Ich meine, ich rede von Olivenöl. Bei uns zu Hause, bei meiner nach dem Motto „Es muss schnell gehen, satt machen, aber nicht unbedingt schmecken“ kochenden Mutter gab es davon genau eine Flasche aus dem Discounter (damals noch 99 Pfennig). Das Öl wurde zum Braten, Frittieren, Backen oder auch mal zum Türangelschmieren benutzt. Ein Öl für alle Fälle. Hatte doch auch gereicht. Und jetzt sollte ich mich zwischen zwei Dutzend verschiedenen Sorten entscheiden? Wo doch Entscheiden zu meinen absoluten Lieblingsaufgaben gehört. (Habe ich mindestens genauso gerne wie meine Besenreißer veröden zu lassen.)

Was, bitte schön, soll denn der verdammte Unterschied zwischen kalt gepresstem, ausgedrücktem, gewrungenem, gespritztem und dreifach filtriertem Öl sein? Schmeckt spanisches anders als griechisches, italienisches oder portugiesisches Öl? Kann Öl sprechen? Muss es mich interessieren, ob es raffiniert ist? (Klingt erst mal vielversprechend – ein bisschen Raffinesse ist immer gut.) Oder extra virgin? Wenn mir das mal jemand erklären könnte – entweder bist du Jungfrau oder du bist keine mehr, was soll denn eine Extra-Jungfrau sein? Gibt’s auch Jungfrau light beim Olivenöl?

Ich ließ mich natürlich wie immer von der Optik leiten. Das Einzige, womit ich mich auskenne: Äußerlichkeiten. Ich habe also für meine ersten Kochversuche eine sehr schöne, dunkelgrüne Flasche mit einem bunten Etikett gekauft, das so ein bisschen auf alt getrimmt war, mit so einer Zeichnung – Mädchen liegt unterm Olivenbaum und scheint von einem Jüngling zu träumen. Ich fand sie schön, der Rest war mir herzlich egal.

Dass der Inhalt sich lediglich als Salatöl eignete und zum Braten mal so gar nicht taugte, merkte ich erst, als mir auch das dritte Hühnchen mit Verbrennungen dritten Grades in der Pfanne verendet war. Mittlerweile habe ich mein Öl-Repertoire erweitert, jetzt stehen schon drei Flaschen am Herd.

Wisst ihr übrigens, was mein treuester Begleiter vom ersten Tag meines „Die-Kilos-sollen-purzeln"-Programms war? Nein, nicht Lucas. Der hat mich zwar unterstützt, aber auch oft genug in den Wahnsinn getrieben. Allerdings habe ich durch ihn auch jede Menge Geld gespart, da ich mir den Personal Trainer sparen konnte. Fürs In-den-Arsch-Treten stand er nur zu gerne und freiwillig bereit – dazu komme ich später noch, inklusive erster Trennungsabsichten, weil der mich echt genervt hat. Im Nachhinein muss ich sagen, mit Erfolg. Und dafür bin ich ihm jetzt auch dankbar, aber damals ... Ich glaube, alleine für meine Rachegedanken hätte ich hinter Schloss und Riegel gehört. Aber wie man sieht, haben wir es ja beide überlebt.

Nee, das Zeug, ohne das ich bis heute das Haus nicht mehr verlasse, sind: Nüsse. *Der* Geheimtipp gegen jede Heißhunger-Attacke. Der Appetitzügler schlechthin. Die Lösung für alles. Nüsse sind lecker. Nüsse machen satt. Nüsse sind einfach super. Eine Handvoll davon in den Mund und alles ist gut – der Magen hat was zu tun, die Geschmacksnerven jubeln, das Gehirn ist zufrieden – was will man mehr?

Ist übrigens ein alter Studententrick, wie ich später gelernt habe. Studenten gehören ja nicht gerade zu meinem natürlichen Lebensumfeld – in meiner Familie sind die eher rar gesät. Ich glaube, eine Cousine mütterlicherseits war mal an der Uni, obwohl ich nicht sicher bin, ob sie wirklich studiert hat oder nur in der Mensa bei der Essensausgabe gearbeitet hat. Ansonsten ist mir nichts von Doktoren oder Professoren in meinem Stammbaum bekannt, dafür können wir es in Sachen Lebensstudium so ziemlich mit jedem aufnehmen. Und jetzt habe ich ja auch was gemein mit den Studenten (die genauso wie ich früher unter akutem Geldmangel leiden): Nüsse in der Tasche.

Verursacht Hunger Mundgeruch?

Damit eins klar ist: Abspecken heißt nicht zu hungern. Im Gegenteil! Für mich bedeutet das, wenn ich abnehmen will, esse ich mich immer richtig satt. Ganz ehrlich, der Magen darf auf keinen Fall, nie und nimmer, knurren. Das ist der Anfang vom Ende des Wunsches, schlanker zu werden.

Ist doch auch irgendwie logisch, finde ich.

Denn: Hunger macht fett!

Ja, richtig gelesen. Ihr müsst euch das so vorstellen: Der Körper ist ein Ofen, und wenn du kein Holz mehr reinschmeißt, geht er irgendwann aus. Sendepause. Also, damit meine ich jetzt nicht gleich, dass man in die Kiste springt und alle sich schwarz anziehen müssen, um Abschied zu nehmen – und dann nur nette Sachen über einen gesagt werden (von wegen, du sollst nicht lügen). Nein, aber wenn es nicht mehr richtig brennt, sondern nur noch so dahinglüht, schaltet der Körper natürlich auf Sparmodus.

Das soll er ja auch, werdet ihr jetzt denken, denn dann geht es endlich an diese verdammten, von uns nie gewünschten Fettreserven. Ja, mag sein, aber trotzdem spricht zu viel, um nicht zu sagen, alles, gegen diese Holterdiepolter-Methode. Manchmal ist es eben besser, langsam, aber stetig dahin zu kommen, wo man hinwill.

Beim Angriff auf die Fettpolster wäre ich ja noch voll mit dabei, aber leider zieht sich der Körper auch bei anderen Dingen zurück, verweigert seine volle Aufmerksamkeit und überlässt bestimmte Organe dann einfach ihrem Schicksal.

Bei mir ist es zum Beispiel so, dass ich sofort Mundgeruch bekomme, wenn mein Magen nichts zu tun hat. Tja, und was habe ich davon, wenn mich Lucas in den Arm nimmt, seine Hände auf meine vielleicht wirklich schmal gewordene Taille legt und mich küssen will, er aber kurz vor meinen bereits geschürzten Lippen zurückzuckt und sagt: „Ich liebe dich, Dani, das weißt du. Ich werde dich immer lieben, ABER …"

Das hat er getan. Ich schwöre es hoch und heilig. Er zuckte zurück. Er sagte mir, dass ich etwas müffeln würde. Müffeln? Was heißt das genau, wollte ich wissen.

„Na ja, du duftest nicht gerade nach Prinzessin." Nach Prinzessin? Wie bitte duftet denn eine Prinzessin? Nach Erbse, die sie unter ihren sieben Matratzen liegen hat? Oder nach Kamille-Haarspülung, damit sie ihren Rapunzelzopf besser gebürstet bekommt? Oder nach Sanddorn-Creme, um ihre vom Spinnrad strapazierten Hände wieder weich zu kriegen? Oder nach Menthol-Fußpuder, weil sonst die Glasschühchen Blasen machen? Wie, verdammt noch mal, riecht also eine Prinzessin – hä?

Und wie viele, mein lieber Lucas, hast du überhaupt schon getroffen? Bin ich nicht deine aller-, allereinzige Prinzessin, so oder so? Und hast du es nicht immer geliebt, wenn ein leichter Hauch von Leberwurst mich umweht? Und jetzt stellst du dich auf einmal so an …

Da hatten wir es: Ehestreit wegen ein bisschen Mundgeruch. Weder ein paar Tic Tacs noch eine Versöhnung schienen in greifbarere Nähe. Ich bin echt ausgerastet. Er hatte recht und das ärgerte mich (wie immer) am meisten. Dass gerade mir das passieren musste! Ich bin nämlich von Haus aus der unmüffeligste Mensch auf Erden – jetzt bitte nicht mit unmuffelig verwechseln, denn rummuffeln, also schlechte Laune verbreiten, das kann ich ziemlich gut. Aber müffeln? Ich doch nicht! Ich produziere so gut wie keinen Schweiß, habe keine Käsefüße und meine Mundflora ist bereit, selbst das eine oder andere Hackepeter-Brötchen zu verzeihen und aktiv dagegen anzukämpfen. Und nun das!

Die Stimmung war also im Keller. Und ich eine Minute später im Auto. Ab zum nächsten McDrive und her mit dem Mundgeruch-Bekämpfungsprogramm, das da lautet: Kleine Portion Chicken McNuggets, Pommes mit Ketchup und bitte noch eine Apfeltasche dazu. Mmmhhh, das amerikanische Schnellrestaurant, dein Freund und Helfer. Mundgeruch weg, Stimmung besser, das Abspecken um einen Tag verschoben. Was du morgen kannst besorgen, macht dir heute keine Sorgen!

Jetzt aber bloß nicht den Fehler machen, den Fresstag sieben Mal die Woche einzulegen! Wenn ich sage, dass man bei einer erfolgreichen Ernährungsumstellung nicht hungern darf und man den Magen nie knurren hören sollte, dann meine ich zwar, dass man ihn füttern soll, aber NICHT mit Pizza, Pommes und Pralinen.

Ich denke da mehr an Gemüsesticks oder meine fast schon legendären Rote-Bete-Chips.

Das ist wirklich einer meiner wichtigsten Diät-Tipps: Sobald der kleine Hunger kommt, esst was. Je länger man wartet, stark sein will, dagegen ankämpft, der Bauch schon krampft und einem fast schwindelig wird, desto eher geht das in die Hose, denn einer echten Heißhunger-Attacke ist kaum einer gewachsen und dann wird es richtig bitter, wenn der Körper sein Recht einfordert.

10.

Stillen und abnehmen – geht das?

Macht ein Baby eigentlich schlank? Klare Antwort: Nein! Von wegen, das Kind saugt mit der Milch auch die Kalorien aus dem Körper. Es sei denn, nur bei mir lag mal wieder ein Betriebsschaden vor. Kein einziges Gramm habe ich verloren.

Dabei hatte ich irgendwo gelesen, dass man bis zu 400 Kilokalorien pro Fütterung verlieren würde. Macht bei bis zu sechs Mahlzeiten pro Tag (und Nacht!) 2.400 Kilokalorien. Nicht schlecht, Herr Specht, dachte ich mir und sah mich in noch nicht mal vier Wochen wieder rank und schlank durch die Gegend hüpfen (kann euch jetzt schon sagen, dass diese Annahme ein Irrtum war und ich eher wie ein dicker Gummiball mit zu wenig Luft durch die Gegend rollte, aber auch nur, wenn mich einer anschubste).

Ich habe ja nicht gestillt, sondern abgepumpt, aber an dem Unterschied konnte es eigentlich nicht liegen, denn wie die Milch den Weg aus dem Körper raus und in das Mündchen von Sophia rein findet, ist doch völlig egal.

Ich vertraute also darauf, dass die Pfunde von alleine purzeln würden, saß mit meiner Melkmaschine auf der Couch und wartete, dass ich bald auch wie Heidi Klum aussehen würde. Oder Gisele Bündchen. Oder Miranda Kerr. Oder Claudia Schiffer. Oder wie mein Lieblings-so-will-ich-aussehen-Vorbild Pamela Anderson. Sie alle hatten Kinder, sie alle waren in Topform und sie alle hatten es nur wenige Wochen nach der Entbindung geschafft, wieder so auszusehen, wie sie schon immer ausgesehen hatten. Das hatten sie sogar in den knappsten Unterwäsche- und Bikinimodellen bei den berühmten Victoria's-Secret-Shows gezeigt. Wenn die, dann ich auch!

Aber da machte mir mein Mutterinstinkt einen Strich durch die Rechnung. Nachdem selbst ich kapiert hatte, dass das mit dem Kalorien-Abpumpen alleine nicht reichte und ich in sämtlichen bunten Magazinen erfahren hatte, wie diese Topmodels das alle geschafft hatten (ich fasse das mal kurz in zwei abscheulichen Worten zusammen: VERZICHT und DISZIPLIN), wusste ich, das könnte ich noch nicht. Denn eins ist doch klar: Ich war diejenige, die für Sophia mitessen musste. Wenn ich wollte, dass sie sämtliche Nährstoffe bekommt, musste ich sie doch erst mal essen. Wenn ich jetzt mit einer Diät angefangen hätte, hätte der kleine Wurm doch garantiert irgendwelche Mangelerscheinungen bekommen.

Nein, das kam nicht infrage (vielleicht war es für mich auch nur ein willkommenes Alibi – ziemlich sicher sogar). Das konnte ich meiner kleinen Sophia nicht antun. Rank und schlank mit Diät oder rund und gesund mit glücklichem Baby? Einen Tod musste ich sterben – ich wählte den Schokotod und schob mir gleich noch die dritte Tafel hinterher. Jetzt kam es auch nicht mehr drauf an. Dann würde es sich zumindest richtig lohnen, wenn ich dann mal irgendwann anfangen würde. Der Anfang verschob sich dann um läppische sechs Monate – was soll's?

Nachdem das Milch-Alibi nicht mehr zog, weil ich abgestillt hatte, und mir keine einzige auch nur im Ansatz noch ernst zu nehmende Ausrede mehr einfiel, das Abnehm-Programm weiter zu verschieben, ging es also los mit der Ernährungsumstellung. Und da lauerte gleich die nächste Babyfalle: der Babybrei – für mich die süßeste Versuchung, seit es Gläser gibt. Immer da, Deckel auf, Löffel rein, schnell geschleckt – leeecker. Bei den Geschmacksrichtungen bin ich äußerst flexibel. Gerne Grießbrei, aber auch Apfelmus oder – absoluter Hit: der Abendbrei mit Schokogeschmack.

Sophia liebt das Zeug – und ich leider auch. Ich bin dankbar für jeden Löffel, den sie nicht isst. Im Gegensatz zu normalen Müttern, die mit „… und noch ein Löffelchen für Oma!" oder „Hier kommt der Flieger!"-Tricks versuchen, die Gläschenreste in das Kind zu stopfen, halte ich es da mit freier Meinungsäußerung. Ein Nein heißt nein. Wenn Sophia nicht mehr möchte, die Lippen nicht öffnet, den Kopf schüttelt, warum soll ich sie zwingen?

Im Gegenteil. „Hast recht, Sophia, das reicht jetzt. Hast genug gegessen. Ist auch gar nicht gesund, so viel süßes Zeug." Im selben Moment kratze ich alles zusammen und lecke den Gläschenrand noch mit meiner Zunge ab – die kann ich, wenn ich etwas haben will, übrigens wie ein Chamäleon ausfahren. Wenig Ecken und Ritzen, an die ich nicht rankomme, wenn es um Süßes geht.

Auf der Parkbank bin ich schon mal schief von der Seite angeguckt worden, als ich das Breiglas vor Sophias Augen leerte. Da hat mich eine ältere Dame angestarrt, als wollte sie sofort die Polizei rufen. Aber, ich meine, wir sind ja nicht im Hungerwinter 1947 – meine Sophia wächst und gedeiht.

Zugegeben, ein bisschen komisch ist das schon, dass ich mit meiner eigenen Tochter um das Essen konkurriere, aber bisher hat sie sich noch nicht beschwert – wie auch, wenn sie noch nicht reden kann? Ich befürchte, da kommen noch harte Zeiten auf mich zu, wenn die erst mal anfängt zu brabbeln und dann alles ausdiskutieren will. Bis es so weit ist, nutze ich aber meine Chance und nasche weiter von ihrem Babybrei.

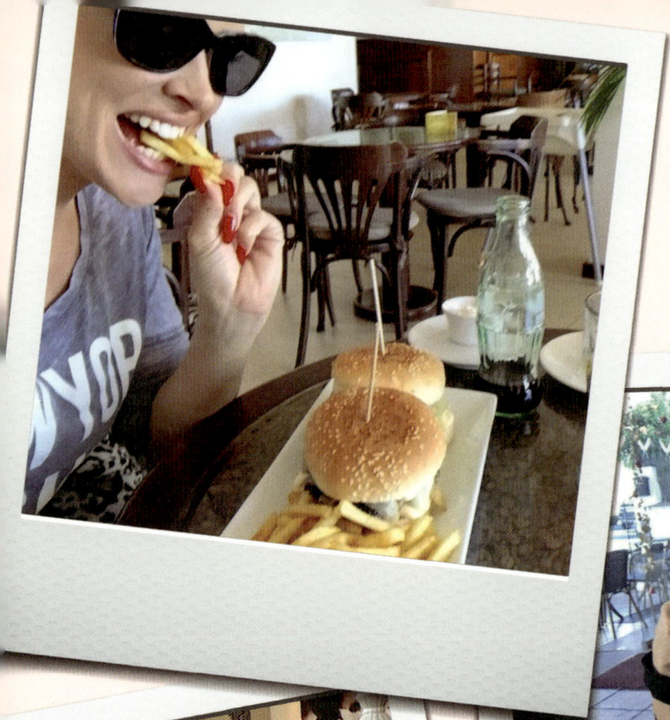

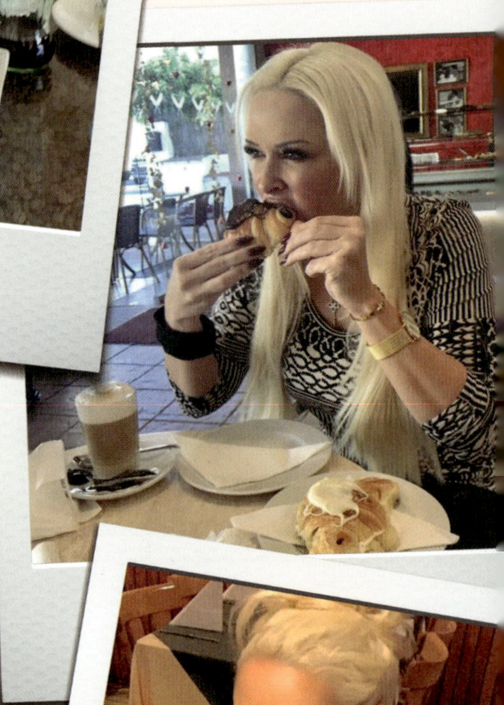

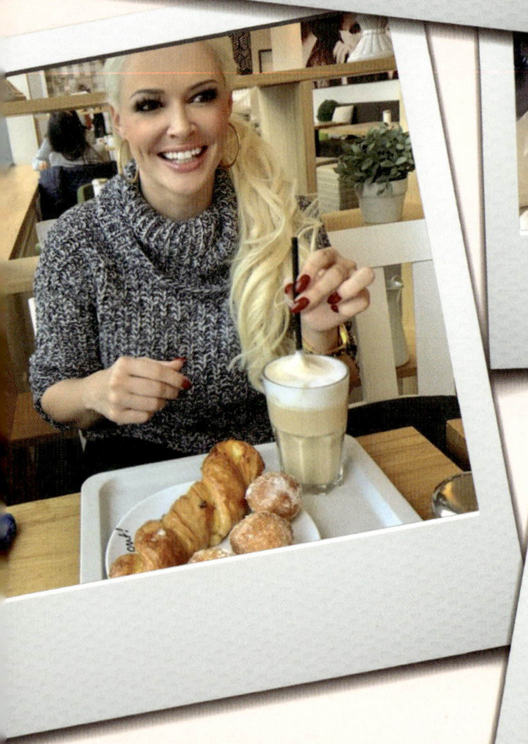

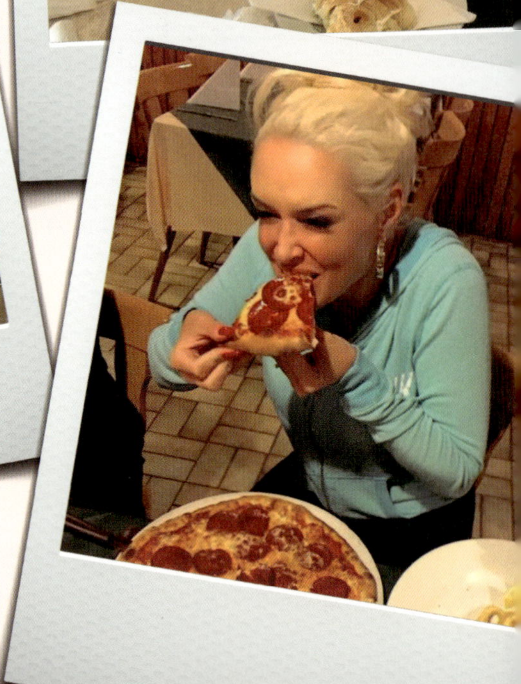

Das geht (eigentlich) nur am Fresstag

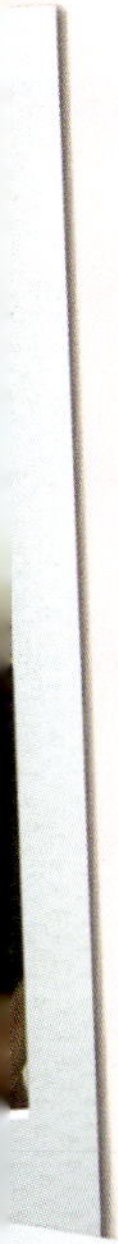

1. Burger, am liebsten mit ganz viel Käse

2. Currywurst mit Pommes, Ketchup und Mayonnaise

3. Pizza - am liebsten Salami mit extra Käse

4. Tiramisu - ich lieeebe Tiramisu, da könnte ich mich wirklich reinlegen

5. Schoko-Croissants - morgens, mittags oder abends, geht eigentlich rund um die Uhr

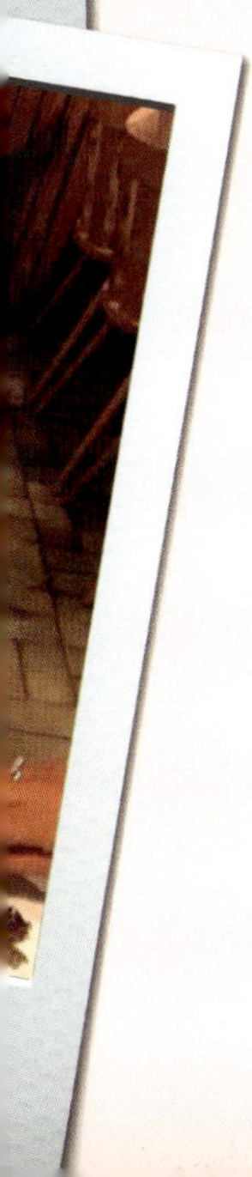

6. Babybrei, am liebsten mit Babykeks drin

7. Cola und Chips - das passt perfekt zur Fernseharbeit

11.

Meine neuen besten Freunde: Rote-Bete-Chips

(war nicht gerade scharf auf diese Freundschaft!)

Abnehmen und happy sein – geht das? Ehrlich gesagt: Jein. Anfangs dachte ich, dass es ein komplettes Ausschlussprinzip ist, also ähnlich wie schlaue Blondinen oder blonde Schlaue, heißes Eis oder trockene Nässe, eckige Kreise oder runde Quadrate, ihr wisst, was ich meine.

Nachdem wir aber mittlerweile wissen, dass fast alles geht, ich zwar blond, aber nicht komplett blöd bin (ihr kennt ja mein Motto: Sei schlau, stell dich dumm!), es Eis aus dem Backofen gibt – habe ich bei einer Freundin mal gegessen, bei mir hat's leider noch nie funktioniert (wäre beim Abnehmen derzeit aber auch kontraproduktiv), ist das Prinzip „Abnehmen und trotzdem was zu lachen haben" nicht ganz abwegig. Zugegeben, schwierig, aber – mit einigen Abstrichen – machbar.

Meine letzte Rettung, wenn die Laune sich mal wieder mit gepackten Koffern auf Nimmerwiedersehen von mir verabschiedet und mir ein Lebewohl entgegenschmettert, gefolgt von einem „Du kannst mich mal, du siehst mich nie wieder, wir haben uns nichts mehr zu sagen!", war immer dunkle Schokolade.

Lecker ist was anderes, aber wie heißt es so schön: In der Not frisst der Teufel Fliegen – und die Dani ohne mit der Wimper zu zucken kohlrabenschwarze Schokolade. Meinem Gemüt und vor allen Dingen meiner Umwelt zuliebe. Alles besser als nichts. Um ehrlich zu sein, die hat nicht nur Ähnlichkeit mit Briketts, sondern schmeckt auch so.

Auch Rote-Bete-Chips werden niemals zu meinen Favoriten zählen. Doch was tun, wenn der kleine Hunger kommt und alles, was schmeckt, fast nur am Fresstag erlaubt ist? Man gewöhnt sich mit der Zeit sogar an diesen furchtbar gesunden Geschmack.

Ich mach die Dinger sogar selber. Wenn mir mal einer erzählt hätte: Ich stehe in der Küche und schnibbele Rote-Bete-Knollen – natürlich nur mit Handschuhen, denn die rote Farbe mag ich nur auf den Krallen und das Zeug ist ja, wenn du es erst mal auf der Haut hast, hartnäckiger als jeder Shellac-Lack! Das war ne schmerzhafte Erfahrung, beim ersten Mal habe ich meine Hände eine halbe Stunde mit Bimsstein geschrubbt, dann waren sie zumindest nicht mehr rot, sondern nur noch (wund-)rosa.

Es ist ja nicht so, als ob ich mit meiner Zeit nichts anderes anzufangen wüsste, aber was muss, das muss. Und wenn der Magen sich bemerkbar macht, muss ich mir eben ganz fix was zwischen die Kiemen hauen. Und die Chips gehen schnell und sind idiotensicher.

Bevor ich mich nämlich aus unserem Haus zum nächsten Supermarkt bewegt habe (Sophia anziehen, kurzes Tages-Make-up auflegen – knapp 20 Minuten – schnell in die UGG Boots schlüpfen, zur Garage, Sophia anschnallen, merken, dass ich die Handtasche vergessen habe, wieder zurück, wieder rein, wieder raus, losfahren, umdrehen, weil Sophias Kuscheltier nicht dabei, Kind schreit, Mama genervt, Magen knurrt, Supermarkt in weiter Ferne), habe ich keinen Appetit mehr, sondern Mordshunger – im wahrsten Sinne.

Da könnte ich über jedes Eichhörnchen, das meinen Weg kreuzt, herfallen – und nicht, um ihm nur die Nuss aus seinen kleinen Pfötchen zu klauen. Liebe Eichhörnchen, nehmt euch in Acht vor der Katze – die will nicht spielen, die will euch fressen!

Also dann lieber schnell den Backofen anschmeißen und ne Viertelstunde später kann ich an den ach so gesunden und leider gar nicht so leckeren Chips rumknabbern. Vielleicht bin ich in Wahrheit die Wiedergeburt eines Kaninchens und stecke nur im falschen Körper – habe ja auch die lustigen Schneidezähne und die großen Ohren mit dem putzigen Tierchen gemein. Tja, und seit Neuestem eben auch die Lust auf gesundes Zeug und diese ständige Rohkost.

Wenn ich gar nicht mehr weiterweiß und denke, dass ich in den nächsten Minuten den Unterzucker-Tod sterben werde, wenn also wirklich mein Magen krampft, sein Knurren so laut wird wie die Hilfeschreie eines Mannes, der sein Baby zum ersten Mal mit einer vollgeschissenen Windel auf dem Wickeltisch hat (und diese Rufe sind sehr, sehr laut – habe ich schon aus diversen Herrentoiletten heraus gehört) und ich vor Schwäche gar nicht mehr den Weg in die Küche antreten kann, dann rufe ich nach Lucas. So ein Ehemann ist schon was Praktisches …

Lucas hört schon an meinem gestöhnten, mit der Kraft der letzten Lebensgeister dahingehauchten „Lucas, lieber, lieber Lucas, ich brauche Hilfe, bitte …“, dass es ernst ist und ich garantiert nicht zu Scherzen aufgelegt bin. Er weiß, dass jetzt jede Sekunde zählt und jedes falsche Wort von ihm meine ohnehin kurze Lunte zum Brennen bringen würde.

„Was kann ich denn für dich tun, mein Schatz?“ Brav. Keine Widerworte, sondern gleich auf Befehlsempfang geschaltet. Ich sage es immer wieder: Gutes Training zahlt sich aus.

„Kannst du bitte ganz schnell einen Schokokuss essen?“

Hä?, werdet ihr jetzt denken, ist die Dani schon im Delirium? Nimmt ab und will, dass vor ihren Augen ein Zuckerbomben-Schokokuss gegessen wird! Die tickt doch nicht richtig! Das ist fast noch krasser als die Mönche, die sich immer mit so einer neunschwänzigen Katze auf den Rücken schlagen. Oder soll das eine neue sexuelle Spielart sein, seine perverse Lust auf Süßes zu unterdrücken, um dann anderen dabei zuzuschauen? Ist das überhaupt jugendfrei?

Keine Sorge, das hat einen ganz anderen Grund. Keinen masochistischen, sondern einen durch und durch egoistischen. Ich will mich dadurch selber befriedigen, denn wenn Lucas mir erst mal Folge geleistet hat, knutsche ich ihn ab wie bei unserem ersten Date. Und ihr wisst ja, die ersten Küsse gehen tiefer und sind intensiver und schmutziger und länger als das, was sich dann so im Laufe der Zeit als Kusskultur etabliert. Insbesondere, wenn erst mal ein Kind da ist, dann gibt es diese Art von Elternküssen. Kurz und spitz auf den Mund, schnell mal Lippen geschürzt und ein Bussi auf die Wange gesetzt – könnte aber genauso gut die Backe eines guten alten Bekannten sein. Diese tiefen, feuchten Küsse, so richtig mit Zunge, rein, raus und alles noch mal von vorne, tja, die kann man dann irgendwann im Elternalltag an einer Hand abzählen (und zwar nicht am Tag, sondern im Monat).

So ist das auch bei uns, es sei denn, Lucas hat den Schokokuss-Mund (geht übrigens auch mit Pizza – ja nachdem, wonach mir gerade der Sinn, also Appetit steht). Da schlecke ich den armen Mann ab, dass er manchmal Angst hat, keine Luft mehr zu bekommen. „So muss sich Waterboarding anfühlen", hat er mal zu mir gesagt und dann versucht, sich aus meiner Umarmung, na gut, war wohl mehr ein Knebelgriff, zu befreien. Keine Chance.

Wie ein Trüffelschwein hatte ich die Fährte aufgenommen, mich über die letzten Restmoleküle seiner Nascherei gefreut, die ich jetzt begierig abschlecken konnte. Ich bin mir immer nicht ganz sicher, ob uns diese Einlage eher den Oscar für den „leidenschaftlichsten Kuss des Jahrhunderts" bringen würde – denn selten habe ich meinen Mann so begehrt wie in diesem Moment meines Zucker-Jiepers und seiner Schoko-Lippen – oder ob es eher eine Nominierung für die Goldene Himbeere wäre, weil kein normaler Mensch mit seiner Zunge so eine bescheuerte Akrobatik betreibt wie ich. Ein Ameisenbär ist nichts dagegen.

Ich liebe Lucas so oder so, aber mit Schokokussschaum im Mund ist er der definitiv allergeilste Typ auf Erden, da könnte Brad Pitt mich auf Knien anflehen, er wäre chancenlos. Obwohl ... Falls er vorher Nougat-, Nuss- oder Vollmilchschokolade genascht haben sollte, würde ich doch noch mal drüber nachdenken. Ach, wozu denken – mich gleich auf ihn stürzen, ihn zu Boden drücken und meine (Schoko-)Lust befriedigen. Manchmal schon beängstigend, zu welchen Verzweiflungstaten abnehmende Frauen in der Lage sind, nur um an ein paar süße Kalorien zu kommen.

12.

Ich liebe Sport nicht, ich mache ihn nur

Wir kommen nicht dran vorbei, wir müssen das unangenehme Thema Sport ansprechen. Leider ist es wahr, dass die tollste, leckerste, wirklich satt machende Ernährungsumstellung wenig Sinn macht, wenn man sich nicht dazu bewegt. Und als Bewegung gilt nicht der Gang zwischen Schlafzimmer und Kühlschrank, auch nicht, wenn er vielleicht noch mit einem Abstecher zum Supermarkt garniert ist.

Ich habe es mir lange schöngeredet und dachte: Wir wollen es mal nicht übertreiben, du kannst doch deinen Körper nicht von null auf hundert schießen. Der kriegt doch einen Schreck, verfällt in Schockstarre, wenn der auf einmal was machen soll, was er noch nie, nie, nie getan hat.

Ich meine, mein letzter langer Spaziergang, den habe ich, glaube ich, mit fünf Jahren im Zoo gemacht. Und es war ein kleiner Zoo. Um ehrlich zu sein, ein Streichelzoo – von den Hamstern und Kaninchen zu den Ziegen und Schafen. Bei den Shetland-Ponys war dann Schluss. Schluss mit der Führung und Schluss mit lustig, so wie ich außer Puste war.

Also langsam, Dani, gaaanz langsam. Kühlschrank – Bett, einmal hin und wieder zurück, Tagespensum erfüllt.

Klar, wenn man sich selber verarschen will, geht das.

Aber man muss der Wahrheit ins Auge blicken: Du kannst noch so sehr nur Gesundes essen, wenn du dich nicht bewegst (also Kalorien verbrennst), passiert nicht viel.

UND (was noch wichtiger ist): Wenn die Kilos purzeln, musst du alles dafür tun, dass deine Haut, die ja auf einmal von unten nicht mehr so gut gepolstert ist, schön straff bleibt. Denn das wollen wir doch auf gar keinen Fall: auf der Waage weniger wiegen, aber dann wie so ein chinesischer Faltenhund oder wie ein abgespecktes, schlaffes Michelin-Männchen rumlaufen. Das war nicht Sinn und Zweck der Sache – also raus mit den Turnschuhen!

Prinzipiell ist das kein Problem. Zum Schuhschrank gehe ich gerne. Und schon hatte ich die Sportschuhe aus einer ziemlich dunklen Ecke geangelt und vor die Haustür gestellt. Da standen sie. Und standen. Und standen noch ein bisschen länger.

Für Schritt zwei war ich noch nicht bereit. Mir fehlte der Leidensdruck – beziehungsweise die Schwabbelhaut. Was wiederum daran lag, dass in den ersten Tagen des Abnehmens ja insgesamt nicht viel passierte. Das ist wie bei einer Schwangerschaft. Du weißt zwar laut Test, dass du es bist, aber so richtig viel ändert sich nicht am Anfang. Und plötzlich macht es plopp – und der Bauch ist da.

Genauso – nur umgekehrt – verhält es sich beim Abnehmen. Du selbst weißt zwar, was du alles nicht mehr isst (und wie sehr du deshalb leidest), aber der Körper reagiert nicht, bis es plötzlich pfffff macht und die Pfunde wie von selber purzeln und die Spannkraft der Haut von heute auf morgen nachlässt.

Spieglein, Spieglein an der Wand, wer ist die Schlaffste im ganzen Land? Du, liebe Dani, ohne Wenn und Aber, mach dir keine Sorgen, der Titel gehört dir, dir ganz allein! Danke, hätte ich gerne drauf verzichtet …

Jetzt musste ich ran, ob ich wollte oder nicht. In der Stadt hätte ich ja noch mit ausgedehnten Shoppingtouren gegenhalten können. Bei so einem Schaufensterbummel bringt man es ja auch leicht auf vier bis fünf Kilometer. Aber Bummeln im Schwarzwald? Schwierig!

Ich und der Wald? Guter Witz! Naturblond, Naturbusen, naturblöd ... Nee, also ab auf den Stepper, und zwar direkt vorm Fernseher. Schien mir noch die erträglichste Art und Weise, sich zu quälen. Da konnte ich mich zumindest davon ablenken, dass ich so was von null Bock auf das Training hatte.

Es gibt wenig Sachen, die ich noch langweiliger finde als den linken vor den rechten Fuß zu setzen, in wechselnder Geschwindigkeit, aber ohne konkretes Ziel. Weder wollte ich zum Sommerschlussverkauf noch zum Friseur meines Vertrauens.

Einfach laufen, laufen, laufen – wofür? Je länger ich mir darüber Gedanken machte, desto unlustiger wurde ich. Nach nicht mal einer Woche landete mein Stepper im Keller. Da konnte er sich gerne mit der blöden „Ritsch-ratsch-ich-schneide-alles“-Maschine anfreunden. Zusammen konnten sie sich dann über mich lustig machen.

Gerade wollte ich es mir auf der Couch gemütlich machen – wir beide hatten einander schon sehr vermisst – da baute sich Lucas vor mir auf. Oh-oh, dachte ich nur, der sah nicht fröhlich aus, hatte schon fast was Bedrohliches, wie er sich da vor mir reckte und streckte, sich straffte und mit der Standpauke begann: „So, meine Liebe, das geht so nicht weiter!“

Recht hat er – er stand mitten im Bild, zwischen mir und dem Fernseher. Was sollte das? Los, weg da!

„Von nichts kommt nichts. Du jammerst, dass du dich morgens nicht mehr im Spiegel angucken magst – eine Einschätzung, die ich übrigens nicht teile, weil ich dich wunderschön finde so, wie du bist …"

Lucas, mein Lucas – ist er nicht süß? Ich liebe diesen Mann!

„… aber entweder gehst du das jetzt mal richtig an oder du hältst die Klappe und schweigst für immer. Zieh jetzt die Turnschuhe an und wir gehen draußen laufen – du kriegst jetzt von mir einen Tritt in den Arsch und los geht's!"

Wer oder was ist dieser unverschämte Mann, der es wagt, so mit mir zu reden? Unglaublich. Sieh zu, dass du Land gewinnst, frecher Bengel!

Ich war mit meinen Beschimpfungen noch gar nicht am Ende, als Lucas mich auch schon zur Tür schubste und stupste. Ehe ich mich versah, stand ich draußen und er zog mich wie einen störrischen, bockigen Esel hinter sich her. Langsam verfiel ich in einen leichten Trab und ergab mich meinem Schicksal.

Irre, was da draußen so los war. Zwitschernde Vögel, die mir von ihren Ästen hinterherpfiffen (oder pfiffen sie mich aus wie ne fiese Fankurve im Fußballstadion, wenn ihr Lieblingsverein gerade mal wieder einen Elfmeter danebengeballert hatte?), scheue Rehe, die sich bei ihrem Festmahl auf den Feldern gestört fühlten … (mit Recht, ihr egoistischen Möchtegern-Bambis! Wieso sollt ihr in Ruhe futtern dürfen, während ich mich hier gerade den Berg hochquäle?)

Habe ich Berg gesagt? War eher ein Hügel, vielleicht sogar nur eine kleine Steigung, ehrlich gesagt war es fast eine ebene Strecke. Lucas behauptet steif und fest, dass sie leicht abschüssig war – so ein Quatschkopf! Wie auch immer, es war jedenfalls mordsmäßig anstrengend. Ich schnaubte wie eine schwäbische Eisenbahn und dachte drüber nach, dass ich überhaupt kein Handy dabeihatte.

Ob es hier draußen wohl überhaupt Empfang gab? So fernab jeglicher Zivilisation … (Wohlgemerkt, ich hatte mich noch keine 500 Meter von unserer Haustür entfernt, aber so weit war ich noch nie zu Fuß in den Wald gegangen – hat man doch auch gelernt, dass man das nicht tun soll, siehe Rotkäppchen und Co – geht meistens nicht gut aus.) Wie sollte ich denn nun in den nächsten fünf Minuten den Notarzt rufen und ein Beatmungszelt für mich anfordern, kurz bevor mir komplett die Puste ausging? Panik im Anflug!

„Umdrehen“, schnaufte ich.

„Hast du was gesagt?“ Lucas drehte sich nach mir um.

„Umdrehen, ich kann nicht mehr!“

„Ich verstehe dich nicht“, rief er.

„UMDREHEN – und kein Wunder, dass du mich nicht verstehst, du läufst ja auch 50 Meter vor mir. Ich kann nicht mehr.“ Um meinen letzten Satz melodramatischer zu gestalten, ließ ich mich auf den Grünstreifen am Wegesrand plumpsen – platsch, da saß ich im feuchten Gras wie ne dicke, wabbelige gestrandete Qualle.

Ganz gemütlich trabte Lucas in meine Richtung, blieb selbst vor mir nicht stehen, sondern lief auf der Stelle. Kennt ihr doch, diese Superläufer, die bloß nicht aus dem Takt kommen wollen und unheimlich dynamisch tun, wenn sie an der Ampel stehen, nee, eben nicht stehen und warten, sondern wie Boxer im Ring tänzeln und darauf warten, dass es endlich grün wird, und sich dann flugs weiter auf den Weg machen.

Der Mann nervte! Wäre ich nicht so schwach gewesen, hätte ich ihm eine gelangt. So aber reichte meine Kraft nicht mal mehr zum Beschimpfen.

„Komm, mein Fräulein. Nicht hängen lassen. Auf, auf, weiter geht's." Das einzige, was hier gerade geht, ist unsere Beziehung – und zwar den Bach runter, dachte ich nur. Sieh zu, dass du weiterkommst, Alter, überlass mich ruhig meinem Schicksal. Tod durch Atemnot. Ich hatte schon die Schlagzeilen vor Augen: „Rätsel-Tod: Katze im hohen Gras verhungert! Ehemann wegen unterlassener Hilfeleistung verhaftet."

Um es kurz zu machen: Lucas hat nicht klein beigegeben. Er hat mich die nächsten Tage weiter getriezt, mich immer wieder gequält, er war mein persönlicher In-den-Arsch-Treter. Und dafür bin ich ihm heute sehr, sehr dankbar.

Meinen inneren Schweinehund habe ich schon längst im Tierheim abgegeben. Wie ich hörte, hatte er innerhalb weniger Stunden einen neuen Besitzer – es gibt ja ziemlich viele Menschen mit so einem Haustier. Bei mir hat der Schweinehund jedenfalls Hausverbot, ich lasse das Vieh nie wieder rein. (Na gut, fragt mich noch mal in einem Jahr – auch ich habe ein Herz für Tiere.)

Mittlerweile laufe ich regelmäßig meine drei Kilometer durch Wald, Feld und Wiesen, und wenn ich es zusammen mit Lucas mache, trabe ich leicht und locker 50 Meter vor ihm her (tja, Zeiten ändern sich und dich). Das hat seinen Grund, denn richtig lieben gelernt habe ich das Laufen immer noch nicht.

Ich betrachte es als Pflicht – mir und meinem Körper gegenüber. Und deshalb laufe ich ziemlich schnell, denn dann ist es schneller vorbei. Logisch, oder?

Mich wundert eh, dass Lucas überhaupt noch mit mir zusammen läuft, nachdem ich ihm jedes Schimpfwort, das ich jemals gehört hatte, an den Kopf geknallt habe. Das heißt schon was. Ich darf euch daran erinnern, dass ich meine Kindheit in einer Kneipe verbracht habe und es wohl keinen Platz auf der Welt gibt, wo mehr geflucht wird als an der Theke – da kann höchstens noch eine Nobelboutique mithalten, wenn sämtliche reduzierten Teile nicht mehr in den gängigen Größen 36/38/40 zu kriegen sind. Irre, was da angeblich feinen Damen über die Lippen kommt – oder vielleicht Angelina, wenn sie an Brad denkt.

Kurzzeitig dachte ich noch über das Engagement eines Personal Trainers nach. Da wären mir meine Schimpfattacken nicht ganz so schlimm vorgekommen, schließlich hätte ich dafür bezahlt, dafür kann man auch ein paar „Scheiße, Scheiße, Scheiße“ über sich ergehen lassen

– das wäre dann im Preis mit inbegriffen. Quasi all you can shit.

Aber als ich mir anguckte, was die Damen und Herren so an Stundenlohn verlangten, nur damit sie mich beim Laufen begleiten und ich mich an ihnen abreagieren konnte … Nee, da hätte ich mir lieber einen Papagei gekauft und auf meine Schulter gesetzt, mit dem hätte ich mich auch unterhalten beziehungsweise wir hätten uns gegenseitig beschimpfen können.

Es ist ja auch nicht so, dass der Personal Trainer einem irgendwas abnimmt. Der macht für dich weder Kniebeugen noch Liegestütze. Wieso auch? Du hast dir das Fett selbst angefuttert, nun sieh auch schön zu, wie du es wieder von den Rippen bekommst.

Ich hatte Lucas, der war gratis. Und ich hatte das Studio, in dem ich mich angemeldet hatte. Denn natürlich fand ich auch fürs Laufen eine Ausrede. Sobald Lucas mal ein, zwei Tage nicht da war (Auftritt auf Mallorca zum Beispiel) und mich meinem Schicksal überließ, machte ich es mir auf der Couch bequem. Natürlich hätte ich rausgehen können, aber entweder regnete es oder es war zu heiß oder zu kalt oder zu hell oder zu dunkel oder, oder, oder.

Das Laufband drinnen war keine Lösung, genauso wenig wie der Stepper. Auch diese Apparatur verbannte ich auf Nimmerwiedersehen in die Unterwelt. Unser Keller, das Reich der toten Technikteile. Im Wohnzimmer war meine Bereitschaft, mich ablenken zu lassen, zu hoch – ich bügelte lieber die Wäsche, die mich die ganze Zeit aus dem

Korb vorwurfsvoll anstarrte, statt die 2.000 Meter runterzureißen.

Die Lösung: das Fitness-Studio, denn dort herrschte Gruppenzwang. Wehe, wenn ich da mal nicht zum angemeldeten Bauch-Beine-Po-Kurs erschien. Ring-ring, der Anruf folgte auf dem Fuß. So oft hatten damals noch nicht mal die Lehrer bei meiner Mama angerufen, wenn ich unentschuldigt im Unterricht fehlte (man nennt es auch schwänzen). Die Trainer nahmen ihre Aufgabe sehr ernst, obwohl ich sie nie darum gebeten hatte. Nun kam mein Schamgefühl zum Vorschein. Das wollte ich nicht auf mir sitzen lassen. Also ab ins Studio.

Dreimal die Woche schwitzte ich anfangs mit meinen Leidensgenossinnen ziemlich freudlos vor mich hin. Jetzt, wo ich erreicht habe, was ich wollte (59,9 Kilo!), gehe ich zwar nur noch einmal die Woche, aber dafür mit wachsender Begeisterung.

Haltet euch fest –ich habe mir sogar ein paar Reise-Hanteln gekauft. Zwei 1-Kilo-Hanteln, die immer im Koffer sind. Sophia hat leider ausgedient, die war lange Zeit meine Lieblingshantel. Die ersten Monate habe ich die immer rauf- und runtergestemmt. Ging bis fünf, sechs Kilo ganz gut. Aber nun, mit mittlerweile zehn Kilo, wird sie mir doch zu schwer. Schade eigentlich, war schon sehr praktisch mit so einer Lebendhantel, die immer artig neben dir her gekrabbelt ist.

Meine Fitnesstipps

1. Fett macht nicht fett.
Faulheit macht fett.

2. Fang erst mit Sport an,
wenn du es wirklich willst.

3. Überfordere dich als Anfänger
beim Sport nicht!

4. Ausreden sind was für Männer.
Frauen packen es an.

5. Kein Personal Trainer der Welt kann dir
das Abnehmen abnehmen!

6. Lass dir von niemandem einreden,
dass Abnehmen total leicht ist.
(Gelogen! Gelogen! Gelogen!)

7. Vorsicht bei Sex mit leerem Magen!

13.

Sex mit knurrendem Magen oder Geräusche, die kein Mensch im Bett braucht

Bin mir gar nicht sicher, ob das eigentlich ein eigenes Kapitel ist – wenn ich mir das recht überlege, müsste das jetzt ins Sportkapitel rein. Sex ist doch auch nichts groß Anderes. Auch da geht es um Sit-ups, Liegestütze, Vierfüßlerstand, hoch und runter, auf und nieder. Du kommst ins Schwitzen, du stöhnst, wirst kurzatmig, kurz vor der Zielgeraden reißt du dich noch mal zusammen, aktivierst deine letzten Kraftreserven ...

Sex ist Hochleistungssport, aber zu zweit. Ein Partnersport wie Tennis (geht sogar im Doppel!), Synchron-Turmspringen, ein Zweier beim Rudern (mit und/oder ohne Steuermann/-frau) oder Karate und Judo, wo man früher oder später ebenfalls auf der Matte landet.

Sex verbrennt Kalorien, macht (meistens zumindest) Spaß und schön. Also der ideale Schlankmacher! Deshalb gilt insbesondere während des Abspeckens: Je häufiger, desto besser. Also ab in die Kiste!

Das ist nur leichter gesagt als getan. Denn Sex strengt ja auch an – wenn man nicht gerade toter Mann – also in unserem Falle tote Frau – spielt, sich platt aufs Bett knallt, alle viere von sich streckt und dann einfach den anderen machen lässt. Geht auch, macht aber nicht gerade Laune (niemandem der Beteiligten) und definitiv nicht schlanker – weil NULL Kalorienverbrennung.

Ich bin ja immer sehr ehrlich, deshalb will ich nicht lange um den heißen Brei herumreden: Sex, wenn der Magen knurrt, ist nicht so richtig sexy. Die Geräusche lenken übelst ab und dabei geht es nicht nur um das lästige Magenknurren, sondern manchmal auch ums Gepupse, denn wenn du nur Luft im Magen hast, muss die ja auch irgendwo hin. Braucht wirklich kein Mensch, wenn es gerade so richtig zur Sache gehen soll und – pups … Du weißt echt nicht, ob du dann lachen oder weinen sollst.

Wieso habe ich eigentlich eine so starke Anziehungskraft auf alle nur denkbaren Peinlichkeiten dieser Welt? Manchmal glaube ich, dass die Fettnäpfchen, in die man reintreten kann, so eine Art Fahndungsplakate aufgehängt haben – mit meinem Foto drauf: Gesucht wird Daniela Katzenberger, die Frau, die ständig in und auf uns rumtrampelt. Und die Fettnäpfchen haben (leider) recht: Peinlichkeit in Sicht? Ich bin dabei! Gähnen, pupsen, rülpsen, wann immer man es nicht tun sollte (ist alles menschlich, klar, dennoch gibt es noch so was wie Anstand und Schamgefühl Mitmenschen gegenüber – habe ich mir zumindest sagen lassen) – bei mir kannst du darauf wetten: Was nicht passieren darf, passiert mir garantiert!

Und selbst wenn diese unwürdigen Nebengeräusche mal Pause machen, fällt es einem leicht unterzuckerten Menschen schwer, sich auf die schönste Sache der Welt zu konzentrieren, denn in diesem Moment fallen dir tausend schönere Dinge ein.

Während du also nur so halb bei der Sache bist, spielt dein Gehirn dir plötzlich ganz üble Streiche und du schmeckst nicht mehr die Lippen deines Liebsten, sondern hast das Aroma von Haselnusseis, süßen Schokoküssen, Schlagsahne mit Vanille, Nougatpralinen und vielen anderen Dingen im Mund. Das macht dich im ersten Moment ganz geil und wuschig, du küsst leidenschaftlicher als je zuvor in deinem Leben, stößt immer tiefer rein, schleckst wie blöde, weil du deiner Wahnvorstellung erlegen bist. Das kann den Partner ziemlich irritieren, wenn du auf einmal in seiner Mundhöhle rumstocherst. Ganz zu schweigen davon, wenn du dich mit anderen Körperteilen beschäftigst. Das kann ziemlich ins Auge gehen.

Stell dir vor, du willst gerade deinen Liebsten verwöhnen und auf einmal melden deine Synapsen Hunger – Hunger auf Banane, Leberwurst, Spargel, Kirschlollis, Karotten, ein Eis am Stiel oder eine Gurke. Gurke ist gut, wir specken ja ab und Gurken bestehen angeblich aus 60 Prozent Wasser – genauso wie wir, eigentlich sind wir Gurken. Also, im Geiste lässt du deinen Gelüsten freien Lauf und haps ... Nein, nein, nein, das wollen wir nicht (und der Mann schon gar nicht).

Und dann gibt es auch noch das blöde Pinkelproblem. Da muss man erst mal Zeit für Sex finden, so oft, wie man aufs Klo muss. Das war wirklich ein fließender Übergang zur Schwangerschaft, wo ich auch ständig zur Toilette musste.

Jetzt kam ich mir wieder vor wie ein, sorry, Auslaufmodell. Gerade wenn du auf schlechte Kohlenhydrate verzichtest (und die sind ja nun mal ziemlich rar gesät bei Erfolg versprechenden Abnehm-Kuren – bye-bye, Weißbrot, Pizza und was waren noch mal Pommes?), ist da nicht viel im

Magen, was das Wasser aufhalten oder eine Zeit lang binden könnte. Wasser ist aber jede Menge da. Wasser ist wichtig, denn es lässt dich gut aussehen und macht eine pralle Haut. Und da es nichts umsonst gibt auf dieser Welt, muss die schöne Haut mit ständigem Aufs-Klo-Gehen bezahlt werden. (Aber wir wissen ja, jeder Gang macht schlank, juhu!)

Was man zu der Zeit, wenn man im wahrsten Sinne des Wortes läufig ist, überhaupt nicht gebrauchen kann, sind One-Piecer, also Overalls oder Blusen, die im Schritt geknöpft werden. Da wirst du irre im Kopf (und zwischen den Beinen), weil du nur noch am Rumfummeln da unten bist. Auf und zu und alles wieder von vorne. Einmal habe ich es echt gebracht – ein akuter Faulheits-Anfall (ich wollte und konnte einfach nicht mehr den Nippel durch die Lasche ziehen) –, da habe ich die Knöpfbluse einfach offen gelassen. Ein super Look, als ich aus der Toilette kam und mir der Zipfel aus der Hose hing.

Wo wir eben noch beim Sex waren und jetzt beim Trinken sind, noch ganz kurz eine Anmerkung. Ich weiß, dass ganz viele Leute auf Smoothies schwören, ob grün, gelb oder rosa – mit Spinat, Banane oder Erdbeeren – diese Dinger mögen ja furchtbar gesund sein, aber vor allen Dingen sind es oft furchtbare Zuckerbomben. Ich will nur sagen: Nicht alles, was gesund ist, macht auch schlank.

Wie lange habe ich selber geglaubt, dass so was viel, viel besser ist als eine Dose Cola? Vom Vitamingehalt her mag das ja noch stimmen, aber von der Menge Zucker her macht das kaum einen Unterschied. Wer morgens also literweise Smoothies trinkt, könnte sich alternativ gleich eine Tafel Vollmilchschokolade reinschieben – ist vom Kalorienfaktor ungefähr das Gleiche.

Zurück zum Sex – und zwar der Art von Sex, die während der Diät unter Höchststrafe verboten ist. Sex à la 9 ½ Wochen. Meinetwegen könnt ihr strippen, Joe Cocker hören oder eine Reitgerte auf dem Nachtisch liegen haben. Aber auf gar keinen Fall dürft ihr euch vor die geöffnete Kühlschranktür setzen und mit was auch immer füttern lassen. Damit schießt ihr euch echt selbst ins Knie! Das Problem ist, dass dieser Foodsex wirklich nur mit Honig, Champagner, Schoko-Erdbeeren, Schlagsahne und Co funktioniert. Oder könnt ihr euch vorstellen, auch nur halbwegs erotisch an einer Reiswaffel zu knabbern? Eben, geht nicht!

Also: Hunger nach Sex zu haben ist ne feine Sache, aber Sex mit Hunger, das kann echt nach hinten losgehen.

14.

Ich habe noch zehn Zentimeter Zeit

Warum sich überhaupt quälen für die Topfigur, wenn es auch bequemer geht? Sehr bequem sogar. Ich war mir gar nicht darüber im Klaren, wie viele Ärzte den sogenannten After-Baby-Body anbieten. Das ist so etwas wie ein medizinischer Quickie – rein, raus, danke fürs Kommen!

Wenn du also deinen Termin hast, stellst du dich nackt vorm Arzt auf, der kritzelt mit seinem Filzstift hier ein bisschen und da ein bisschen, vermerkt, wo was weg kann/muss/soll – Hüfte, Taille, Busen, Bauch, Oberschenkel, Doppelkinn. Und dann? Termin machen, rein in den OP-Saal, schnipp-schnapp – raus aus dem OP-Saal. Und ein paar Wochen (plus jede Menge Blutergüsse und ne Menge Schmerzen) später bist du in Topform. Ganz ohne Hungern! Ganz ohne Sport!

Gut, das war jetzt wirklich die absolute Kurzzusammenfassung der gesamten Prozedur in Werbe-Rosa, aber im Kern funktioniert es wohl so. Das könnt ihr mir glauben, weil ich mich mit diesem Thema ausführlich beschäftigt habe. Immer dann, wenn ich dachte, ich pack das mit dem Abspecken nicht mehr, wenn der leere Kühlschrank mich angähnte oder wenn mir frühmorgens beim Joggen der Wind ins Gesicht peitschte, dann war sie da, die Frage aller Fragen: WARUM stoppst du diesen Albtraum nicht?

Nun habe ich sicher keine Angst vor schönheitserhaltenden oder -wiederherstellenden Operationen. Eine meiner einfachsten Übungen. Da fürchte ich mich eher vor einer Spinne auf der Kellertreppe. Aber lasst uns ehrlich sein: Eine Operation ist eine Operation. Und natürlich ist sie mit nicht unbeträchtlichen Risiken verbunden – und mit Narben! Wer sich trotzdem dafür entscheidet, hat meinen Respekt. Wer sich aber vorher nicht ausreichend informiert hat, ist schön – schön doof.

Ich will jetzt nicht behaupten, dass meine Brust-OP eine schönheitserhaltende OP war. Dann hätte mein Busen ja vorher schön gewesen sein müssen. Aber da war nichts zu erhalten, da war ein Neubau fällig. So viel ist doch klar: Meinen Busen hätte ich mit welchem Training auch immer nie und nimmer größer bekommen. Nein, liebe Klamauk-Freunde, auch nicht durch Handauflegen. Das geht nun mal nicht, basta. Also rein mit den Silikonkissen – und sich jeden Tag aufs Neue vor dem Spiegel über den Zuwachs freuen – ich tu's heute noch.

An bestimmten Stellen abzunehmen, ist jedoch ohne Schere und Skalpell machbar. Ich sage nicht, dass es leicht ist – ganz im Gegenteil –, aber es geht. Natürlich habe ich mir das auch mal schnell im Kopf ausgerechnet, einen kleinen Kostenvoranschlag gemacht, was mich das kosten würde, so ein Rundum-schlank-Paket (und meine neue Küchenausstattung sowie die Hunderte von Rumpsteaks, die auf meinem Abspeck-Plan standen, gegengerechnet). Ergebnis: Es lohnt sich nicht, weder finanziell noch vom Ergebnis her, das nach dem Eingriff zu erwarten ist. Denn: Fett kommt (leider sehr schnell) und geht (bisschen mühsamer), aber Narben bleiben für immer! Nein danke!

Klar, ich habe zwei Narben durch mein Busen-Aufpumpen, aber das sind zwei winzige Schnitte, die so in der Hautfalte liegen, dass noch nicht mal Lucas sie bei näherer Betrachtung sieht – dafür muss er schon gaaanz dicht rangehen. Würde ich meine Oberweite jetzt massiv straffen, und, sagen wir mal, von meinem ehemaligen Stillbusen (80 Z) über mittlerweile immer noch mächtige 80 G auf sehr schöne 80 C verkleinern lassen wollen, dann müssten beide Brustwarzen erst mal rausgeschnitten, dann der Busen angehoben, die Warzen wieder eingesetzt und komplett vernäht werden. Gestatten, Daniela Katzenberger alias Chucky, die Mörderpuppe.

Dass ich irgendwann mal freiwillig das Wort Brustverkleinerung in den Mund nehmen würde – das wundert mich doch immer wieder selbst. Ich habe es nur ein einziges Mal angesprochen. Lucas hatte es sich mit seinem Kopf gerade auf meinen Brüsten bequem gemacht, als ich ihn fragte, was er denn von einer Straffung meiner Oberweite halten würde. Sein Blick sagte alles: Spinnt die Alte jetzt total?

„Schatz, solange deine Brüste noch überm Bauchnabel hängen, ist für mich alles gut." Eine Antwort, charmant wie eine Tischkreissäge. Eine Männerantwort, rausposaunt, ohne eine Sekunde nachzudenken. Brutal. Brutal ehrlich.

Abends, vor dem Zubettgehen, hab ich im Badezimmer noch schnell vorm Spiegel den Check gemacht – ich habe noch weit über zehn Zentimeter Zeit, bis mein Busen den Bauchnabel-Äquator erreicht. Ich schätze, Lucas ist dann über 60. Schauen wir mal, was dann für wen alles gut ist.

Geschafft –
endlich die „5"
vorn!

Eines Tages ist es dann so weit. Der Moment, auf den ich mich seit Monaten freue und der mich immer wieder motiviert hat, meine Abspeck-Mission nicht vorzeitig feige abzubrechen. Genau sechs Tage vor meiner Hochzeit führt mein erster Weg wie immer morgens ins Bad, auf die Waage. Wir haben uns inzwischen ja angefreundet, sind fast beste Freundinnen geworden. Ich stelle mich (also mit leerem Magen und ich meine mit ganz leerem Magen, komplett nackt und enthaart) auf die Waage und für einen kurzen Moment kann ich nicht glauben, was meine verschlafenen Augen dort sehen. Ich schreie und rufe nach Lucas. Er schreit mit und muss lachen. Die „5“ ist endlich vorne. 59,9 Kilogramm!!! Dani, du hast es geschafft! Ich bin glücklich, unfassbar stolz und könnte die ganze Welt umarmen. Ich mache Luftsprünge und Sophia guckt mich mit großen Augen verwundert an, als will sie sagen: „ Ist diese Irre, ich meine, schlanke Irre, wirklich meine Mutter?“ Wir wirbeln jetzt zusammen durchs Bad. Eins schwöre ich euch, heute gibt es keine Rote-Bete-Chips, heute ist Fresstag. Den ziehe ich einfach mal vor. Ich, die Tussi, habe tatsächlich mein Traumgewicht erreicht. Ich bin jetzt Abspeck-Expertin, und wenn ich das schaffe, abzunehmen, dann schafft es jeder andere auch. Jetzt muss ich nur noch mein Gewicht halten ..., seufz, seufz.

Nachwort

Wie heißt die Traumfrau mit drei Buchstaben?

Wir fassen also noch mal kurz zusammen – eine Art Nachwort, da ich ja auf das Vorwort verzichtet habe ...

Abspecken – ja oder nein? Darüber entscheidet ihr ganz allein. Wenn ihr euch in eurer Haut rundum wohlfühlt, perfekt. Dann soll es genau so sein. Falls nicht, dann guckt, welcher Weg für euch der beste ist. Es gibt so viele verschiedene Arten, Gewicht zu verlieren und den Körper zu straffen, da gibt es kein Patentrezept, das bei jedem hinhaut. Aber eines ist wichtig: Ihr dürft niemals hungern!

Ich habe Leute getroffen, die mir von der Wodka-Diät vorschwärmten: Da verlierst du drei Tage in nur einer Woche! Rasend komisch, diese Scherzbolde. Alkohol löst keine Probleme, stört die Fettverbrennung und macht hungrig. Salat löst auch keine Probleme, werdet ihr jetzt vielleicht denken. Mein Rat lautet schlicht und ergreifend: Probiert aus, was euch schmeckt und was nicht, was zu eurem Tagesablauf (und eurem Portemonnaie) passt, was ihr gerne macht und was nicht. Denn eins ist klar: Ihr müsst es selber hinkriegen. Ob in der Küche oder im Fitness-Studio – das Abnehmen nimmt euch keiner ab.

Und verabschiedet euch ein für alle Mal von allen Ausreden, mit denen ihr euch bisher getröstet habt, weshalb es mit dem Wunschgewicht immer noch nicht geklappt hat. Der liebe Gott hat die Ausrede für den Mann erschaffen. Für den Weichei-Mann, den Beckenrand-Schwimmer. Frauen sagen Nein, wenn sie nicht (abnehmen) wollen.

Und wenn sie es wollen, dann tun sie es!

So gesehen ist meine Mutter ein Mann, Expertin im Sich-selber-was-Vormachen. Ihr Topargument, warum es gerade wieder nicht mit dem Abnehmen klappt: „Ich bin doch Mutter. Und du jetzt auch, Dani, das wird nie wieder so, wie es mal war."

Gelogen! Einfach mal Heidi Klum angucken und begreifen, dass es geht (wenn auch auf die ziemlich harte Tour). Lustig ist das schon, dass meine Mutter sich seit fast 30 Jahren an dieses Alibi klammert. Ich meine, ihre Kinder sind nun wirklich schon lange genug aus dem Haus und sie könnte, wenn sie wollte – aber genau daran liegt es: Man muss es wollen!

Doch abgesehen von meiner Mutter ist die Ausrede männlich, es müsste „der Ausrede" heißen, sonnenklar!

Zugegeben, ich hatte Glück, dass meine Traumhochzeit bevorstand. Nie und nimmer hätte ich mich sonst so sklavisch an meinen Abnehm-Plan gehalten. Garantiert hätte ich mehrmals hingeschmissen, Frustfressen veranstaltet, hätte mein 59,9-Kilo-Wunschgewicht nicht in weniger als sechs Monaten, sondern vielleicht erst nach anderthalb Jahren geschafft.

Schlank sein heißt weiblich sein – nicht zu dünn, nicht zu dick. Schlank sein heißt gesund sein. Und auch ein bisschen stolz darauf sein. Ich bin es zumindest. Ich fühle mich gut, sogar besser als vor drei, vier Jahren, obwohl ich da nur 57 Kilo wog.

Es kommt nicht auf das Gewicht an, nicht auf eine Zahl, sondern darauf, was ihr daraus macht.

Und was ihr nie, nie, nie vergessen dürft: Es gibt nur eine Traumfrau, die Traumfrau mit drei Buchstaben: ICH!

Also nicht ich, die Katze, sondern du. Du allein. Wenn du vor dem Spiegel stehst, musst du dir jedes Mal sagen: „Ich bin's, und ich finde mich ziemlich gut. So sieht sie eben aus – eine echte Traumfrau!"

Meine Abspeck-Weisheiten

1. Light-Produkte sind meistens Leid-Produkte.

2. Freunde dich mit deiner Küche an!

3. Du brauchst nur zwei Pfannen,
aber mindestens 30 Gewürze!

4. Gutes Olivenöl kostet so viel wie guter Wein.

5. Rote-Bete-Chips sind durchaus genießbar.

6. Bekämpfe den kleinen Hunger,
bevor Heißhunger daraus wird!

7. Nüsse wirken Wunder gegen Heißhunger-Attacken.

Ihr Lieben ♡

Hier habe ich meine ganz persönlichen Lieblingsrezepte für Euch zusammengestellt.
Einiges kenne ich noch aus meiner Kindheit, manches habe ich einfach ausprobiert und bei einigen Rezepten habe ich mir tolle Inspirationen von Bodychange-Teilnehmern geholt.
Wie Ihr wisst, bin ich nicht gerade das Heimchen am Herd, aber ein bisschen Kochen – das kann wirklich jeder ☺

Probiert es einfach aus!

Ich freue mich, wenn Euch das ein oder andere Rezept gefällt ♡

Eure Dani ♡

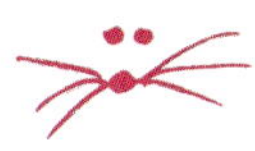

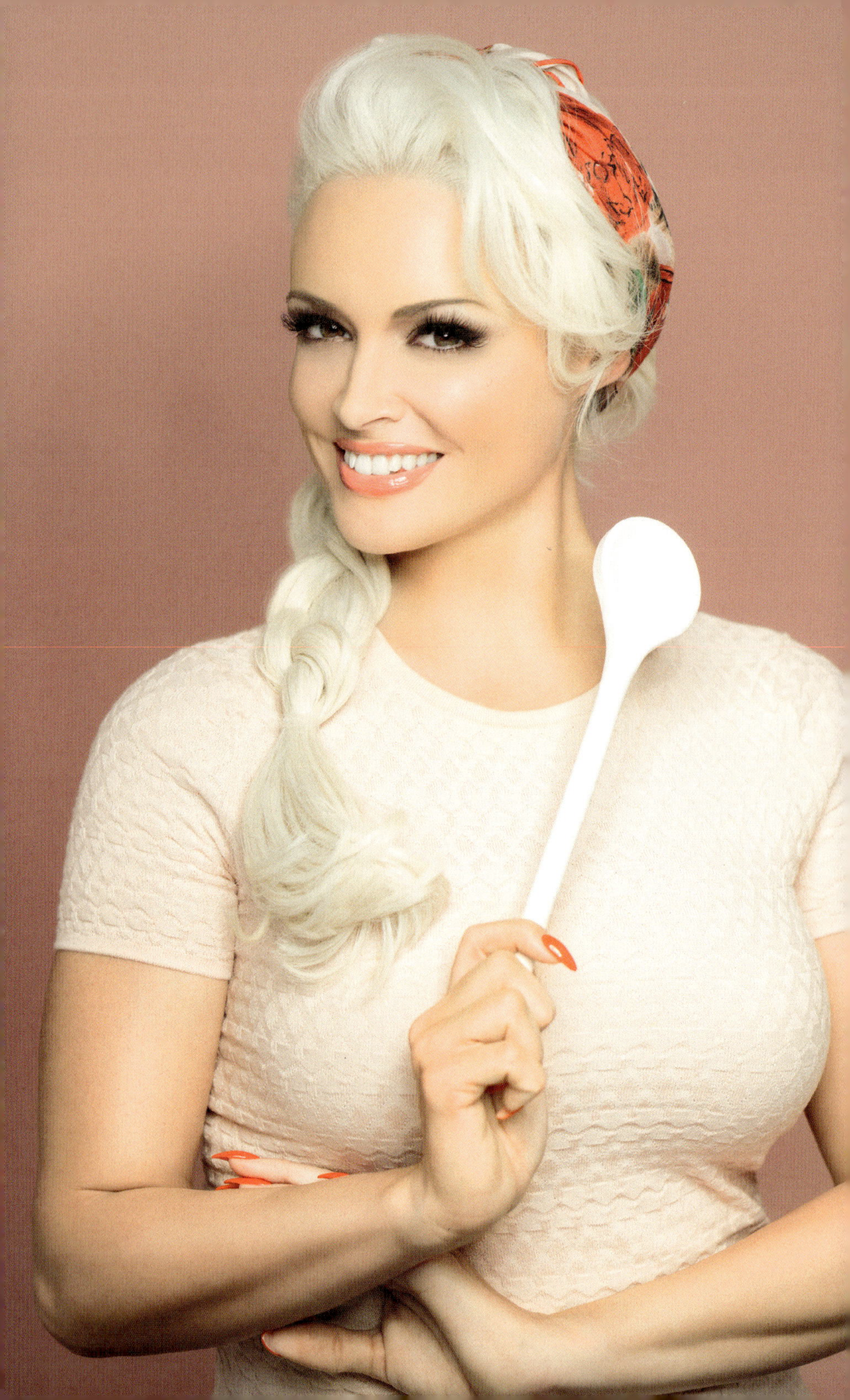

Meine Lieblingsrezepte

Der perfekte Start in den Tag

Zum Frühstück liebe ich alles, was mit Eiern zu tun hat! Lucas hat schon davon gesprochen, mir ein paar Hühner zu kaufen, bei dem Eierkonsum, den wir haben.

Omelette mit Gemüse und Champignons

für 2 Portionen

4 Cocktail-Tomaten
1 Paprika
5 Champignons
2 Frühlingszwiebeln
10 g Butter
4 Eier
Salz und Pfeffer zum Würzen

1. Zuerst die Tomaten, Paprika, Champignons und Frühlingszwiebeln waschen, putzen und in kleine Würfel schneiden. Ich mag es gerne mit vielen Zwiebeln, ihr könnt natürlich auch weniger reintun.
2. Die Butter (Achtung, nicht zu viel, sonst schimpfen die Männer!) in einer beschichteten Pfanne erhitzen und dann das Gemüse und die Champignons darin anbraten.
3. Die Eier verrühren, mit Pfeffer und Salz würzen und zu dem Rest in die Pfanne geben. Danach muss das Ganze ein paar Minuten stocken, kurz mal wenden – und fertig.

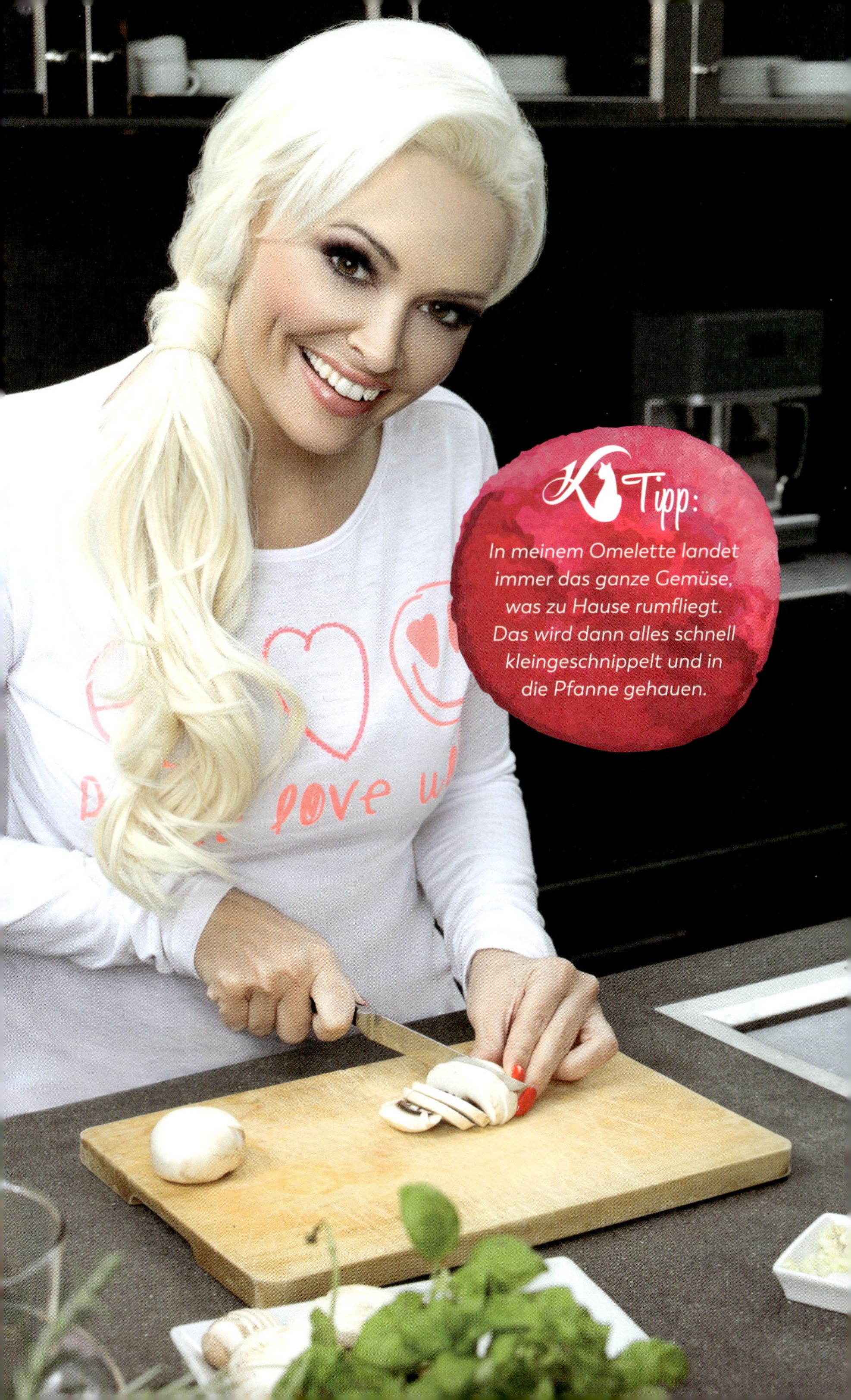

K Tipp:

In meinem Omelette landet immer das ganze Gemüse, was zu Hause rumfliegt. Das wird dann alles schnell kleingeschnippelt und in die Pfanne gehauen.

Rührei, wie es Lucas am liebsten mag

für 4 Portionen

1 Bund Frühlingszwiebeln (natürlich tun es auch Gemüsezwiebeln)

4 Eier

Salz und frisch gemahlener Pfeffer zum Würzen

etwas Öl zum Braten

100 g Speckwürfel

100 g geräucherter Schinken

1. Die Frühlingszwiebeln waschen und in Ringe schneiden. Den Schinken könnt ihr in Würfel oder kleine Streifen schneiden.
2. Eier verquirlen und mit Salz und Pfeffer würzen.
3. In einer Pfanne etwas Öl erhitzen, darin das verquirlte Ei mit den Frühlingszwiebeln, dem Speck und Schinken auf mittlerer Hitze anbraten. Immer gut durchrühren – heißt ja schließlich Rührei.
4. Zum Schluss würze ich meistens noch etwas nach. Manchmal lege ich mir auch eine Scheibe Käse über das Rührei – wirklich superlecker.

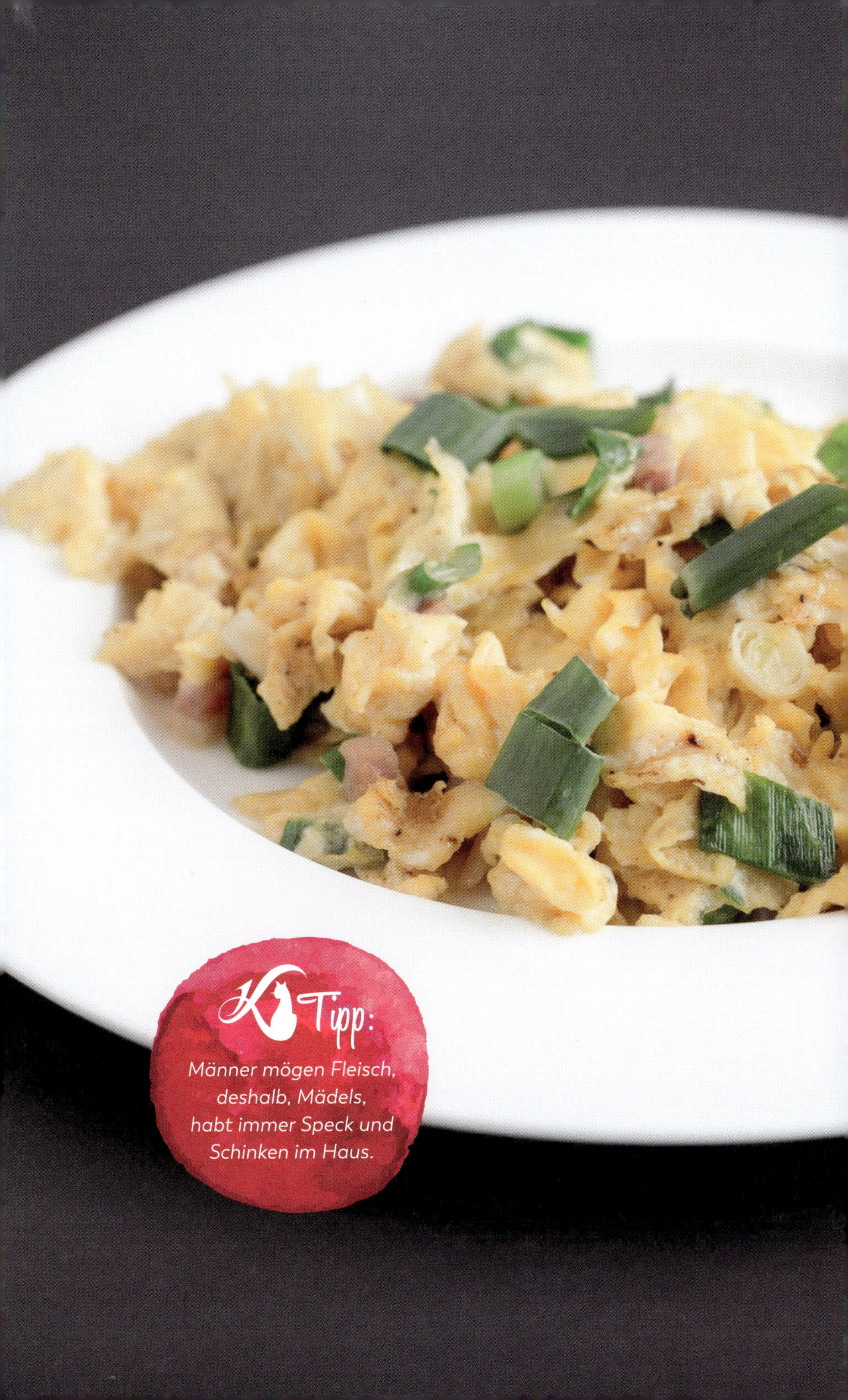

K Tipp:
Männer mögen Fleisch, deshalb, Mädels, habt immer Speck und Schinken im Haus.

Guten-Morgen-Muffins

für 12 Muffins

8 Eier

2 EL gemahlene Mandeln

Petersilie, Salz und Pfeffer

2 EL Kichererbsenmehl (normales Mehl tut es natürlich auch)

12 Papiermuffin-Förmchen (oder die Förmchen mit Butter einfetten)

12 Scheiben Räucherschinken

1. Hierfür heizt ihr zuerst den Backofen auf 180 °C Ober-/Unterhitze vor.
2. Dann verrührt ihr die Eier in einem Gefäß mit Salz, Pfeffer, Mandeln, etwas Petersilie und dem Mehl.
3. Nun legt ihr jeweils eine Scheibe Schinken in die Muffin-Form. Wir haben eine 12er-Muffin-Form, daher die 12 Scheiben Schinken.
4. Dann füllt ihr die Eiermasse in die Förmchen. Für 15 Minuten ab damit in den Ofen.

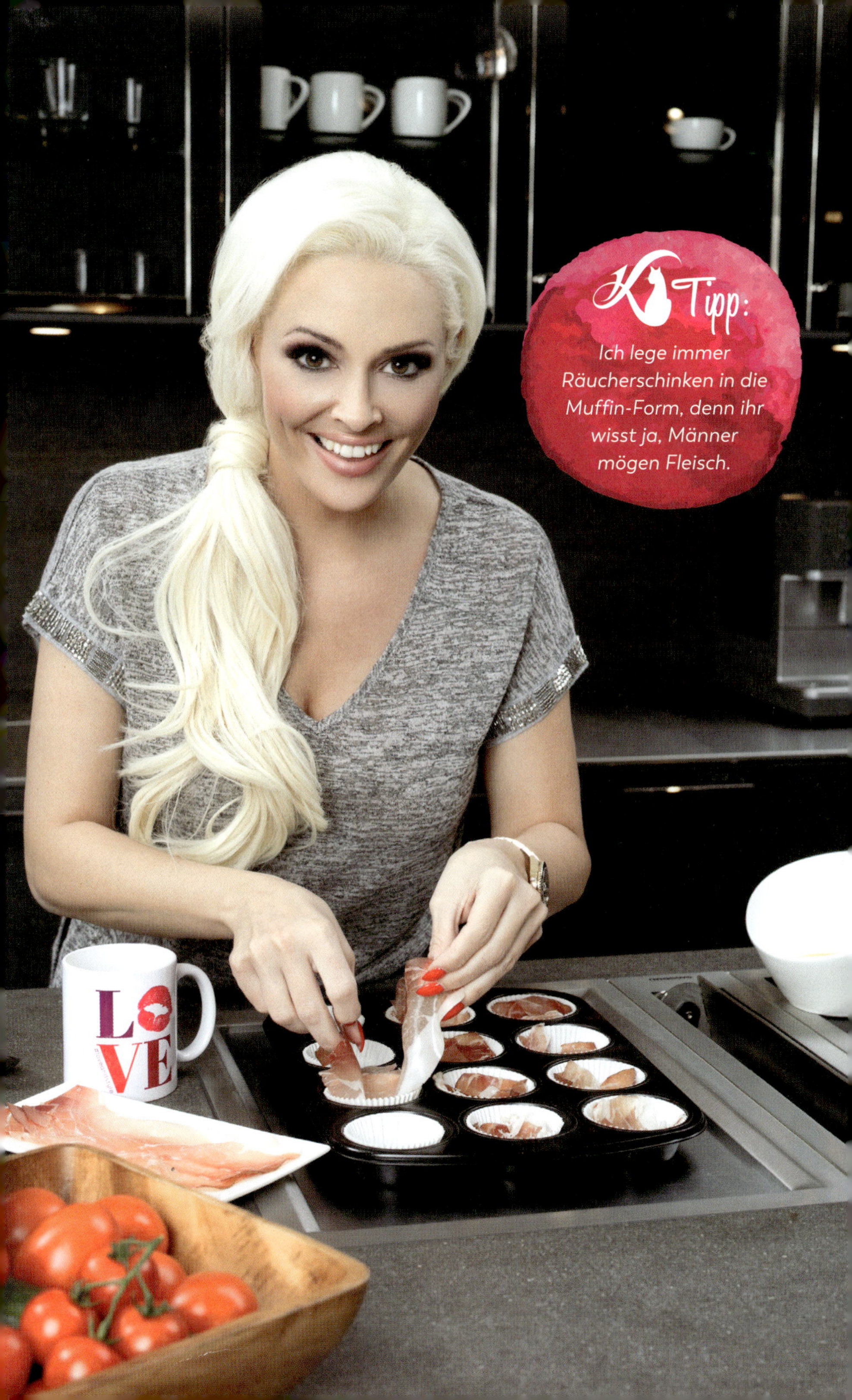

Tipp:

Ich lege immer Räucherschinken in die Muffin-Form, denn ihr wisst ja, Männer mögen Fleisch.

Zimtpfannkuchen

für 4 Pfannkuchen

4 Eier
2 EL gemahlene Mandeln
1 TL weiche Butter
1 TL Zimt
3 EL Mineralwasser (mit Kohlensäure)

1. Zuerst schlagt ihr die Eier auf und verrührt sie mit Mandeln, der weichen Butter, dem Zimt und dem Mineralwasser.
2. Dann erhitzt ihr die Pfanne mit etwas Butter und gebt die Eimasse hinein. Die Menge reicht für circa 4 Pfannkuchen.
3. Auf den Teller – wer noch was Gesundes will, packt ein paar Apfelstückchen obendrauf.

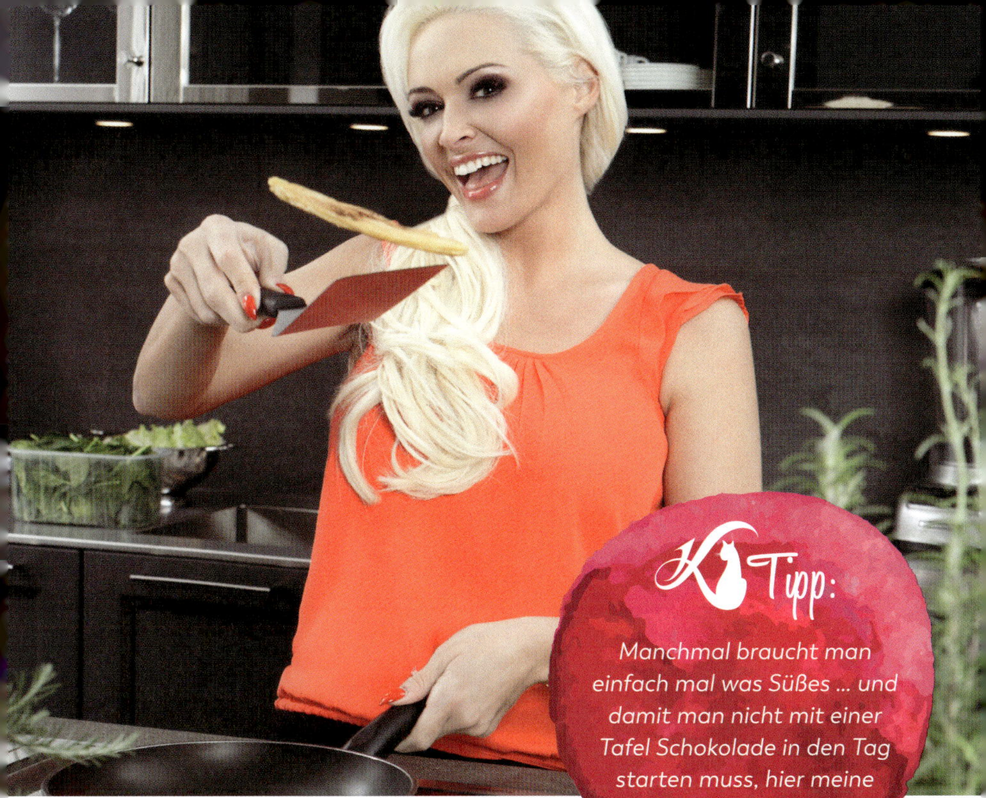

Tipp:

Manchmal braucht man einfach mal was Süßes … und damit man nicht mit einer Tafel Schokolade in den Tag starten muss, hier meine super Alternative.

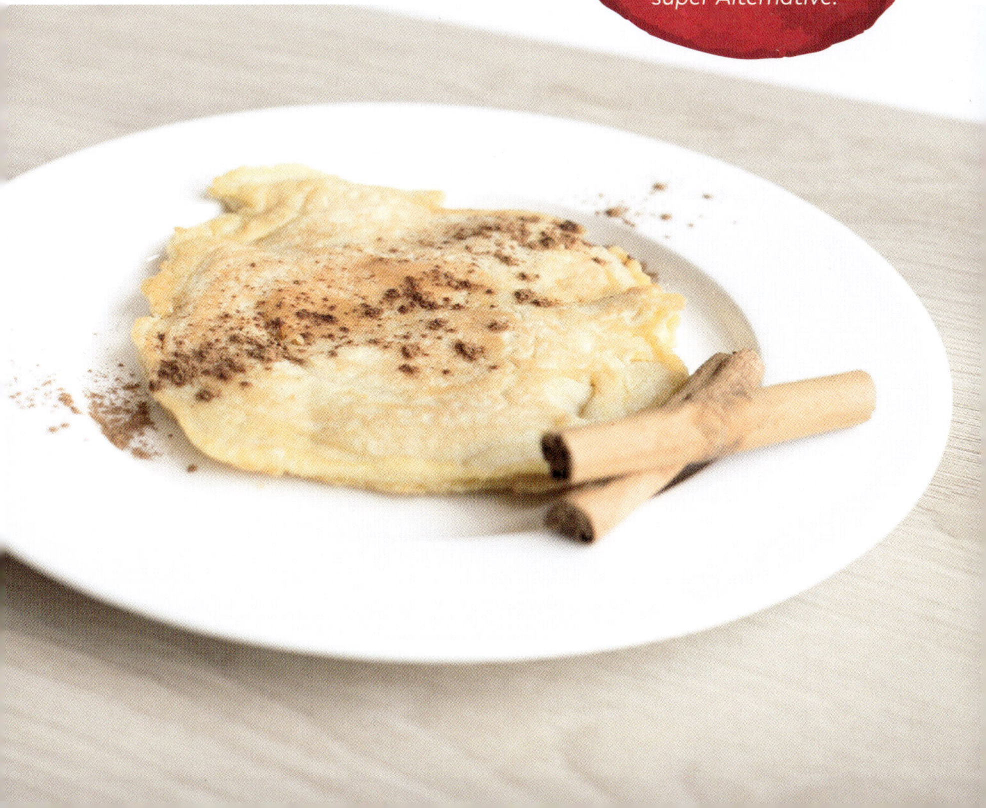

Tipp:

Investiert euer Geld in einen guten Standmixer. Das ist fast so gut wie eine tolle Handtasche und man braucht ihn immer – die Handtasche natürlich auch.

Coole Shakes für zwischendurch

Für den kleinen Hunger zwischendurch sind Shakes perfekt. Wer's besonders gesund mag, nimmt statt Milch einfach Sojamilch. Als vollwertige Mahlzeit habe ich meine Shakes immer mit dem BodyChange Shake-Pulver aufgepeppt.

Bananen-Shake

1 Banane
100-150 ml Vollmilch oder Sojamilch
nach Wunsch 4 EL BodyChange Shake-Pulver)

Milch in den Mixer geben, wer mag, 4 EL Shake-Pulver und die Banane hinein und einmal kräftig durchmixen – fertig.

Erdbeer-Shake

100-150 ml Milch
100 g (frische) Erdbeeren
nach Wunsch 4 EL BodyChange Shake-Pulver)

Milch in den Mixer geben, wer mag, 4 EL Shake-Pulver und die Erdbeeren dazugeben und kräftig mixen. Super schmeckt das auch mit einer Beerenmischung, da gehen auch Tiefkühlbeeren, ist aber ein bisschen kälter.

Gurken-Shake

200 g Salatgurke
100 ml Wasser
1 kleines Stück Ingwer
Salz und Pfeffer
1/2 TL Dill
Zitronensaft nach Geschmack

1. Die Gurke in circa 1 cm dicke Scheiben schneiden und im Mixer pürieren, bis möglichst keine Stücke mehr darin zu sehen sind.
2. Den Ingwer klein reiben, mit den restlichen Zutaten in den Mixer geben und alles noch einmal kräftig durchmixen.

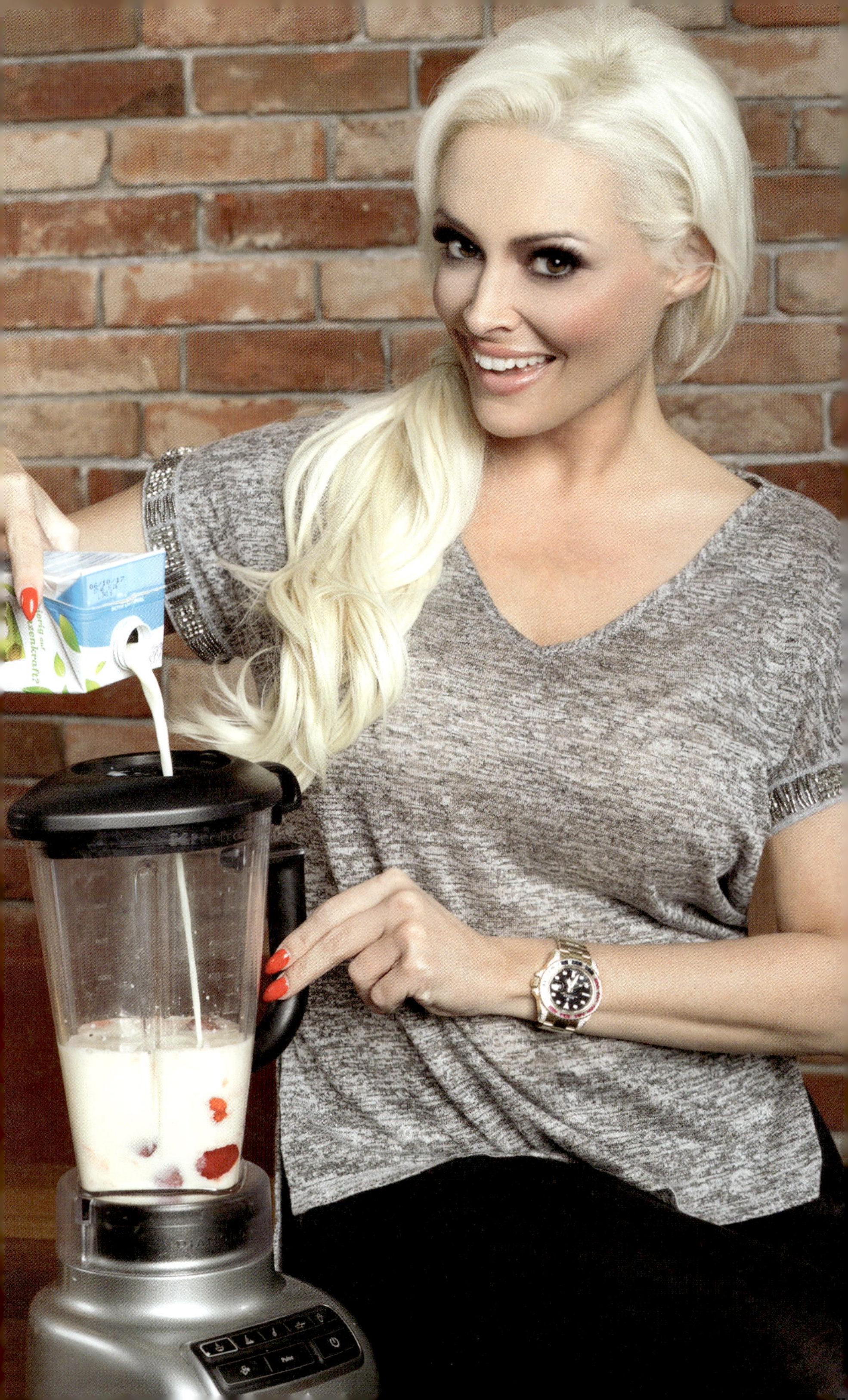

Damit mache ich Lucas glücklich

Ich stehe für immer in Lucas Schuld, denn ohne ihn hätte ich mein Abspeck-Programm niemals durchgehalten. Und was kann es für einen Mann Schöneres geben als gutes Essen?

Spaghetti Bolognese

für 4 Portionen

1 große Zwiebel
1 Möhre
2 Zehen Knoblauch
500 g Hackfleisch (gemischt oder vom Rind)
Olivenöl
2 Dosen geschälte Tomaten
250 ml Rinderbrühe
1 EL Tomatenmark
Oregano, Rosmarin, Basilikum, Petersilie, Paprikapulver (irgendwo muss ich meine 30 Gewürze ja loswerden)
500 g Spaghetti
Salz und Pfeffer
Parmesanspäne oder eine Scheibe Käse pro Portion zum Anrichten

1. Zuerst die Zwiebel und die Möhre waschen und schälen und in kleine Würfel schneiden, dann den Knoblauch fein hacken.
2. Das Hackfleisch in etwas Öl anbraten, bis es krümelig braun wird. Danach schmeißt ihr die Zwiebel, die Möhrenstückchen und den Knoblauch dazu und röstet die Mischung ein paar Minuten lang an. Nun kommen die gestückelten Tomaten dazu (ihr könnt auch frische nehmen, wenn ihr die Haut vorher unter heißem Wasser abzieht). Alles gut verrühren und wieder ein paar Minuten köcheln lassen.
3. Die Rinderbrühe dazuschütten. Das Ganze gut würzen und mindestens 20 Minuten köcheln lassen, bis die Flüssigkeit verdampft ist.
4. In der Zeit könnt ihr schon mal die Spaghetti kochen.
5. Wenn alles fertig ist, mit frischem Basilikum anrichten – und den Käse nicht vergessen!

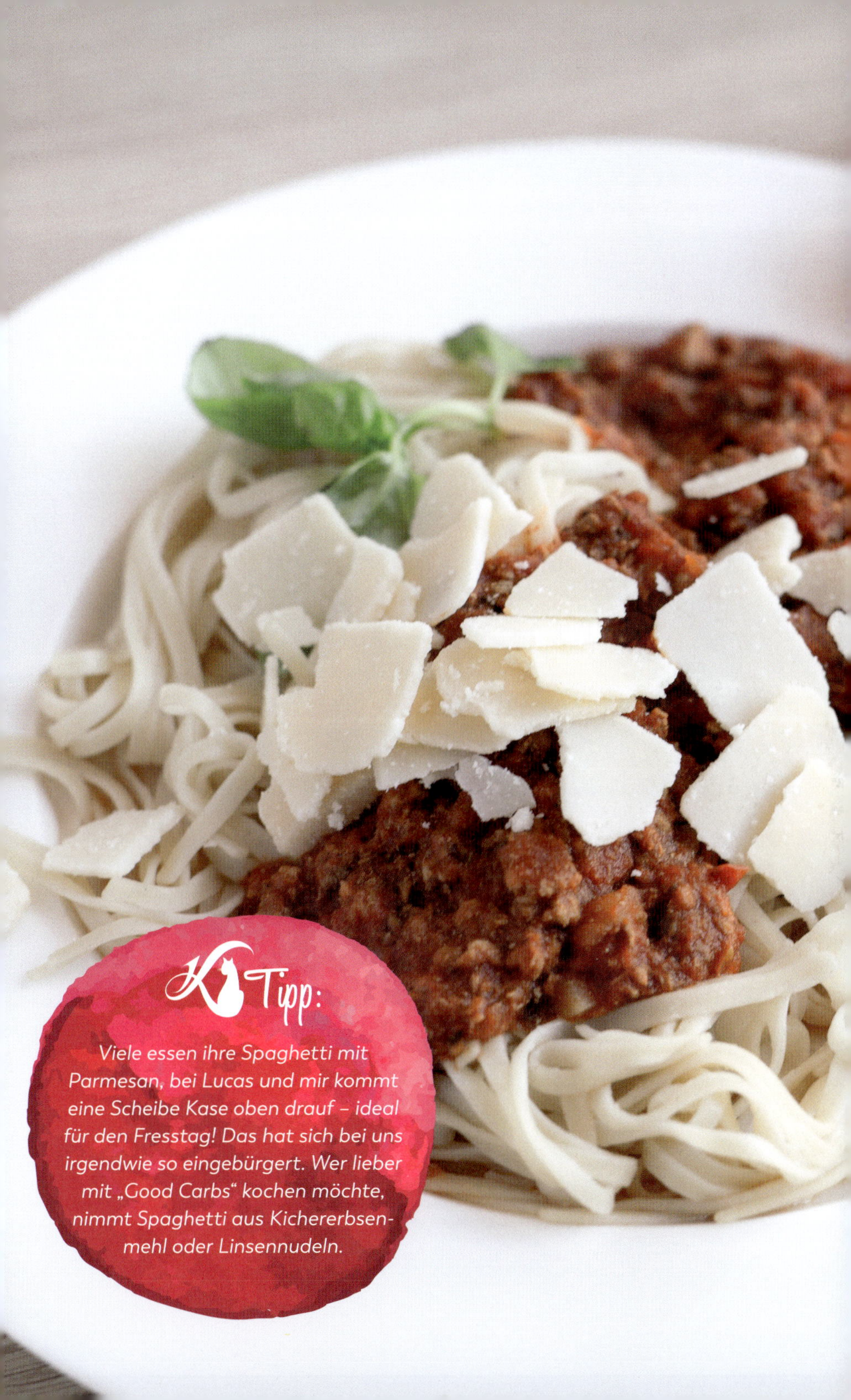

Tipp:

Viele essen ihre Spaghetti mit Parmesan, bei Lucas und mir kommt eine Scheibe Kase oben drauf – ideal für den Fresstag! Das hat sich bei uns irgendwie so eingebürgert. Wer lieber mit „Good Carbs" kochen möchte, nimmt Spaghetti aus Kichererbsenmehl oder Linsennudeln.

Frikadellen mit Erbsen und Möhren

für 4 Portionen

- *2 Gemüsezwiebeln*
- *500 g Hackfleisch*
- *1 TL Senf*
- *Paprikapulver, Salz und Pfeffer*
- *etwas Paniermehl*
- *500 g tiefgefrorene Erbsen*
- *2 mittelgroße Möhren*
- *1 TL Butter*
- *Olivenöl*

1. Schneidet die Zwiebeln in kleine Würfel und vermischt sie mit Hackfleisch, Senf und den Gewürzen. Gebt nun etwas Paniermehl dazu und formt daraus Frikadellen. Wir machen meist größere, man kann aber auch kleine Bällchen machen.
2. Die Erbsen gebt ihr zusammen mit den kleingeschnittenen Möhren in einen Topf, ein bisschen Butter und Salz dazu und 10 Minuten auf mittlerer Hitze köcheln lassen.
3. Während das Gemüse kocht, bratet ihr die Frikadellen in etwas Olivenöl an, bis sie knusprig braun sind.

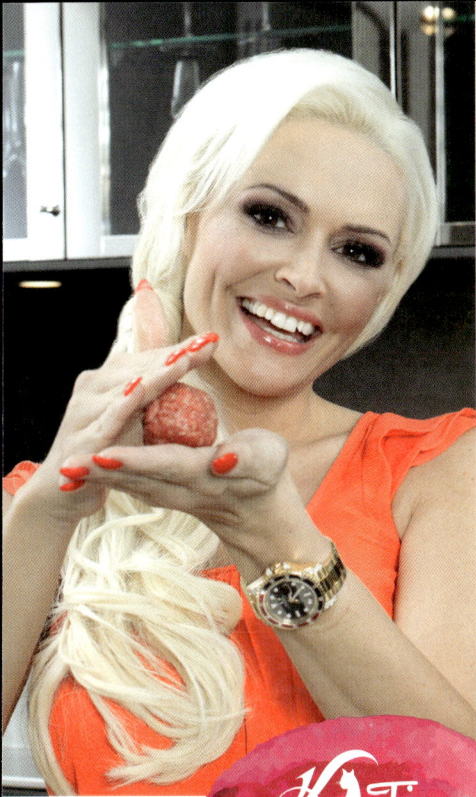

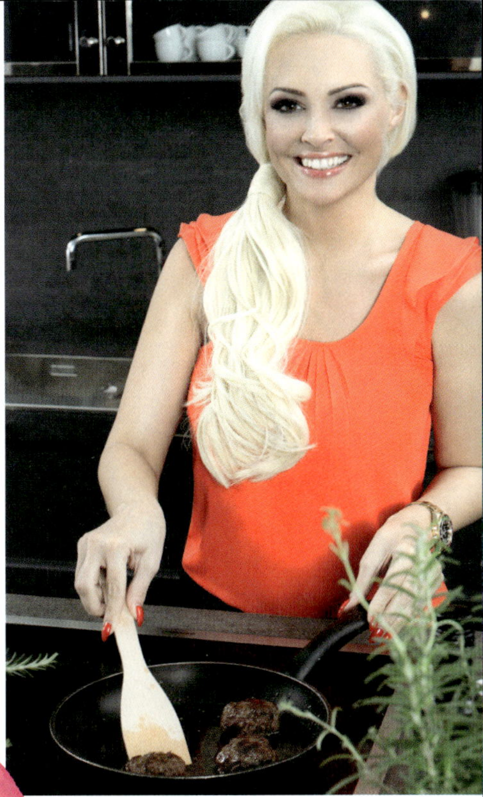

Tipp:

Der Klassiker aus meiner Kindheit. Das passt immer, geht schnell und macht satt. Für den Extra-Pepp sorgt Senf.

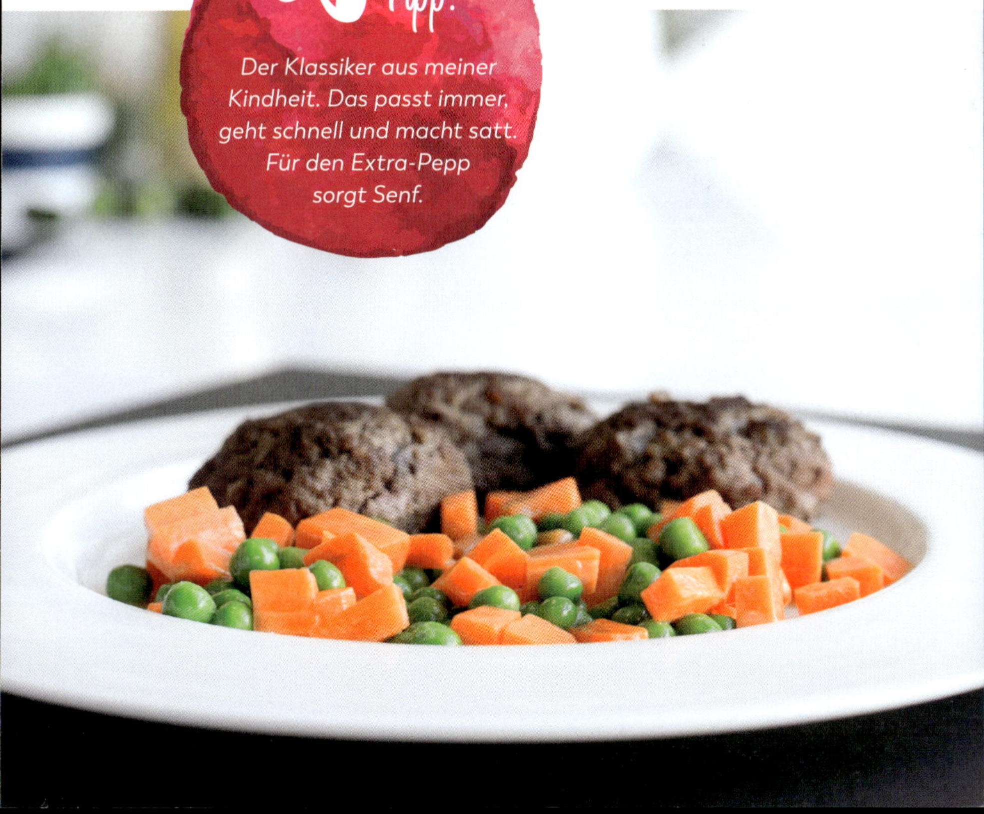

Steak mit Gemüse

für 2 Portionen

2 Tomaten	Olivenöl
2 Möhren	2 große Rindersteaks
1 Paprika	Sonnenblumenöl
1 Zucchini	Salz und Pfeffer

1. Das Gemüse würfeln. Damit es bissfest bleibt, solltet ihr es höchstens 3 Minuten in etwas Olivenöl anbraten und mit etwas Salz und Pfeffer würzen (wenn es der Terminplan zulässt, gerne auch mit Knoblauch).
2. Die Steaks in einer Pfanne mit einem guten Öl scharf anbraten. (Dafür eignet sich Sonnenblumenkernöl gut.) Je nachdem wie ihr eure Steaks mögt, lasst ihr sie nur wenige Minuten brutzeln oder aber länger – der Profi spricht von medium, done oder well done. Ihr könnt ein kleines bisschen ins Fleisch schneiden, um zu sehen, wie blutig es noch ist. Nach dem Braten dann noch mit etwas Salz und Pfeffer würzen.

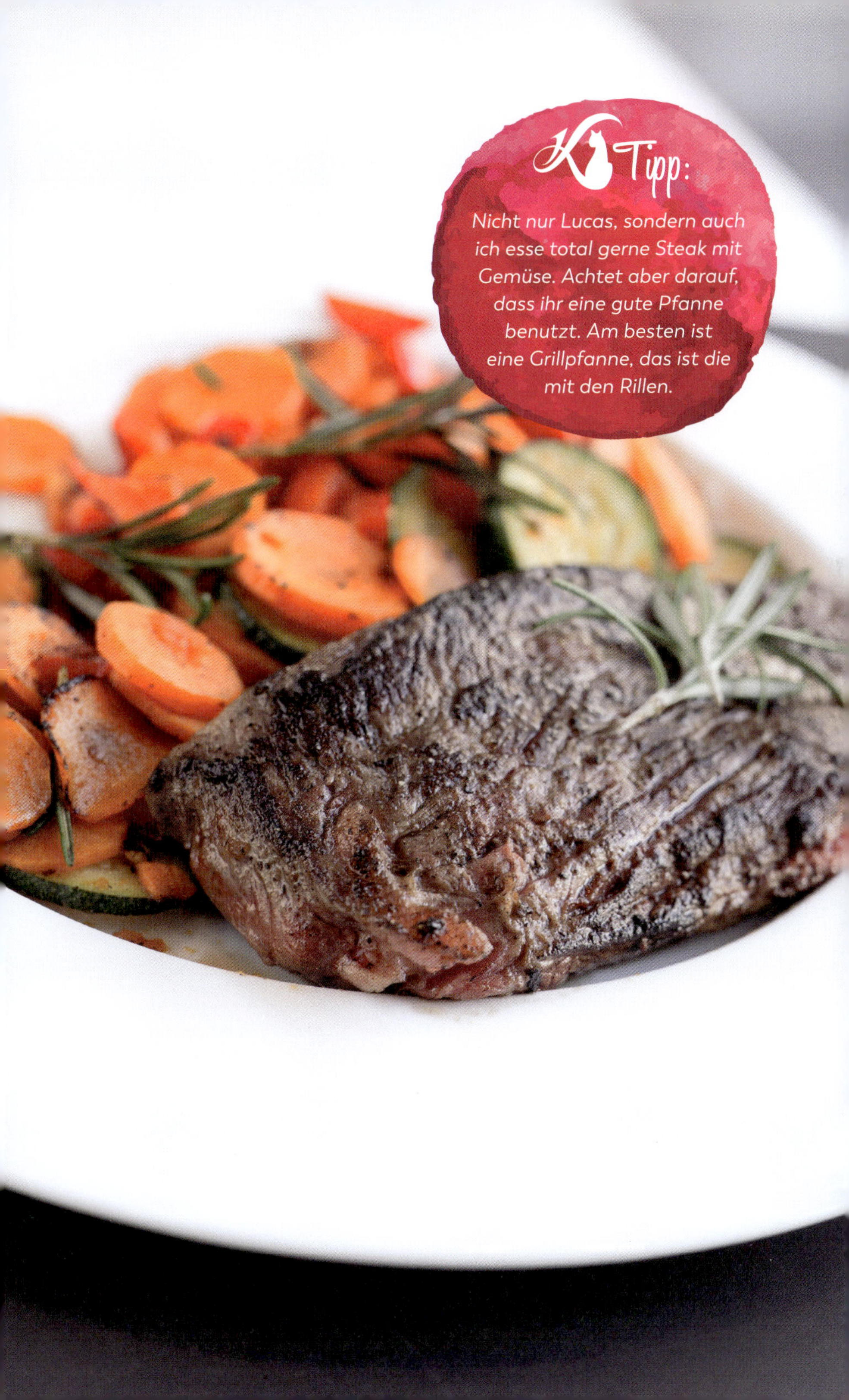

Tipp:

Nicht nur Lucas, sondern auch ich esse total gerne Steak mit Gemüse. Achtet aber darauf, dass ihr eine gute Pfanne benutzt. Am besten ist eine Grillpfanne, das ist die mit den Rillen.

Mediterrane Hähnchenschenkel

für 4 Portionen

4 Hähnchenschenkel
3 EL Paprikapulver
3 EL mediterrane Würzmischung
Salz, Pfeffer, Chilipulver
2 EL Olivenöl
2 Zucchini
1 Paprika
3 Lauchzwiebeln
1 Gemüsezwiebel
3 Knoblauchzehen
1 EL Knoblauchöl

1. Als Erstes braust ihr die Hähnchenschenkel unter fließendem Wasser kurz ab und tupft sie dann mit Küchenkrepp ab. Danach legt ihr sie in einen großen Gefrierbeutel und heizt den Ofen auf 180°C Ober- und Unterhitze vor.
2. Den Gefrierbeutel füllt ihr mit den Gewürzen (Paprikapulver, mediterrane Gewürzmischung, Salz, Pfeffer und Chilipulver) und schüttelt den Inhalt gut durch, sodass die Hähnchenschenkel überall mit Gewürzen bedeckt sind.
3. Die Schenkel mit etwas Olivenöl in eine Auflaufform legen und dann für circa 20 Minuten ab in den Backofen damit.
4. In der Zwischenzeit schneidet ihr das Gemüse und die Zwiebeln klein und gebt etwas Knoblauch dazu. Bei dem Gemüse könnt ihr natürlich auch jede andere Sorte nehmen. Ich mag zum Beispiel gerne ein paar Champignons oder Fetakäse dazu.
5. Wenn das Fleisch angegart ist, nehmt ihr es aus der Auflaufform und füllt das Gemüse hinein. Darüber verteilt ihr die restlichen Gewürze aus dem Gefrierbeutel und mischt alles noch einmal gut durch. Jetzt legt ihr die Hähnchenschenkel wieder drauf. Dann die Form für weitere 30 Minuten in den Ofen schieben.

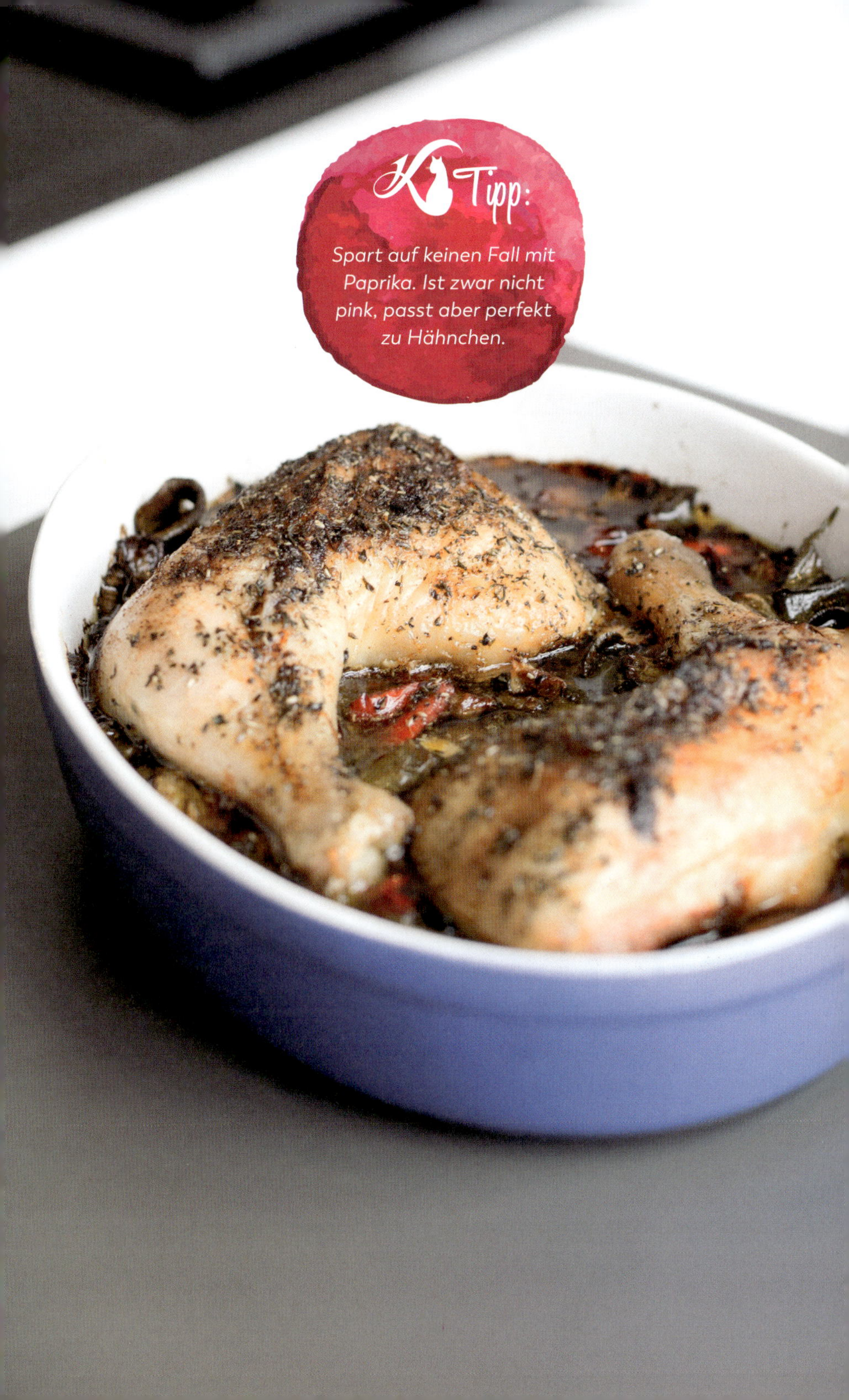

K Tipp:

Spart auf keinen Fall mit Paprika. Ist zwar nicht pink, passt aber perfekt zu Hähnchen.

Gemüse-Hackfleisch-Lasagne

für 4 Portionen

1 Aubergine	*300 g Rinderhack*
1 Zucchini	*Salz und Pfeffer*
1 Zwiebel	*Oregano*
1 Knoblauchzehe	*passierte Tomaten*
2 EL Olivenöl	*200 g geriebener Mozzarella*

1. Zuerst schneidet ihr die Aubergine und Zucchini längs in dünne Scheiben und salzt sie etwas. Das sollte ungefähr 10 Minuten einziehen. Diese Zeit könnt ihr super nutzen, um die Zwiebel und den Knoblauch klein zu hacken.
2. Die Zwiebel dünstet ihr in einer Pfanne mit etwas Olivenöl kurz an und gebt das Hackfleisch dazu. Ordentlich salzen und pfeffern. Nach ein paar Minuten dann den Knoblauch, Oregano und die passierten Tomaten dazugeben. Das lasst ihr dann bei schwacher Hitze ein paar Minuten köcheln.
3. In der Zwischenzeit heizt ihr den Ofen auf 180°C Ober-/Unterhitze vor und bratet das Gemüse in einer zweiten Pfanne kurz an.
4. Nun fettet ihr eine Auflaufform ein und legt sie zunächst mit Zucchinischeiben aus. Dann folgen abwechselnd die Hälfte der Fleischmasse und Auberginen- bzw. Zucchinischeiben. Die letzte Schicht der Fleischmasse belegt ihr mit etwas Mozzarella und legt noch mal ein paar Scheiben Zucchini darüber.
5. Die Auflaufform schiebt ihr für circa 25 Minuten in den Ofen. Vor dem Essen noch etwas Oregano darüberstreuen.

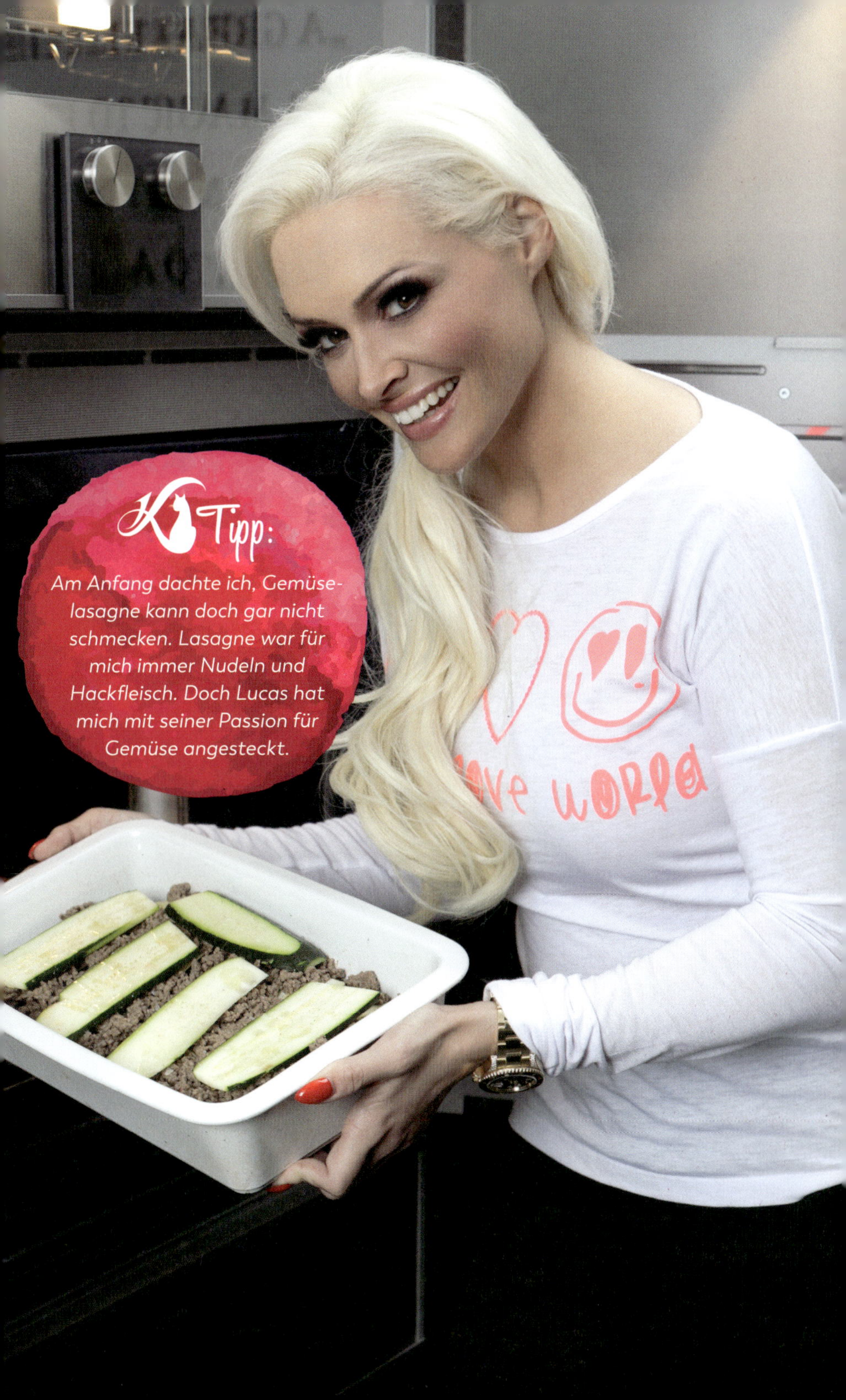

Tipp:

Am Anfang dachte ich, Gemüse-lasagne kann doch gar nicht schmecken. Lasagne war für mich immer Nudeln und Hackfleisch. Doch Lucas hat mich mit seiner Passion für Gemüse angesteckt.

Schnell gemacht und immer lecker

Ich versuche, nicht zu viel Zeit in der Küche zu verbringen, Badezimmer sind doch viel schöner! Die folgenden Gerichte gehen ganz schnell und gelingen immer.

Zucchini-Quiche

für 4 Portionen

2 bis 3 Frühlingszwiebeln
100 g Kochschinken
1 TL Butter
2 Zucchini
6 Eier
Salz und Pfeffer
60 g Erbsen (tiefgefroren)

1. Heizt den Backofen auf 150°C Ober-/Unterhitze vor. Schält die Zwiebel und schneidet sie in feine Würfel. Das Gleiche macht ihr mit dem Schinken.
2. Wenn ihr fertig geschnippelt habt, bestreicht ihr eine runde Auflaufform mit Butter, schneidet die Zucchini mit einem Gemüsemesser in Streifen und legt damit die Form aus.
3. Die Eier verrührt ihr in einem Gefäß mit Salz und Pfeffer und gebt den Schinken und die Zwiebel dazu, zum Schluss noch die tiefgefrorenen Erbsen.
4. Die Masse in die Form auf die Zucchinistreifen schütten und 25 Minuten lang im Ofen brutzeln, bis die Oberfläche goldbraun ist.

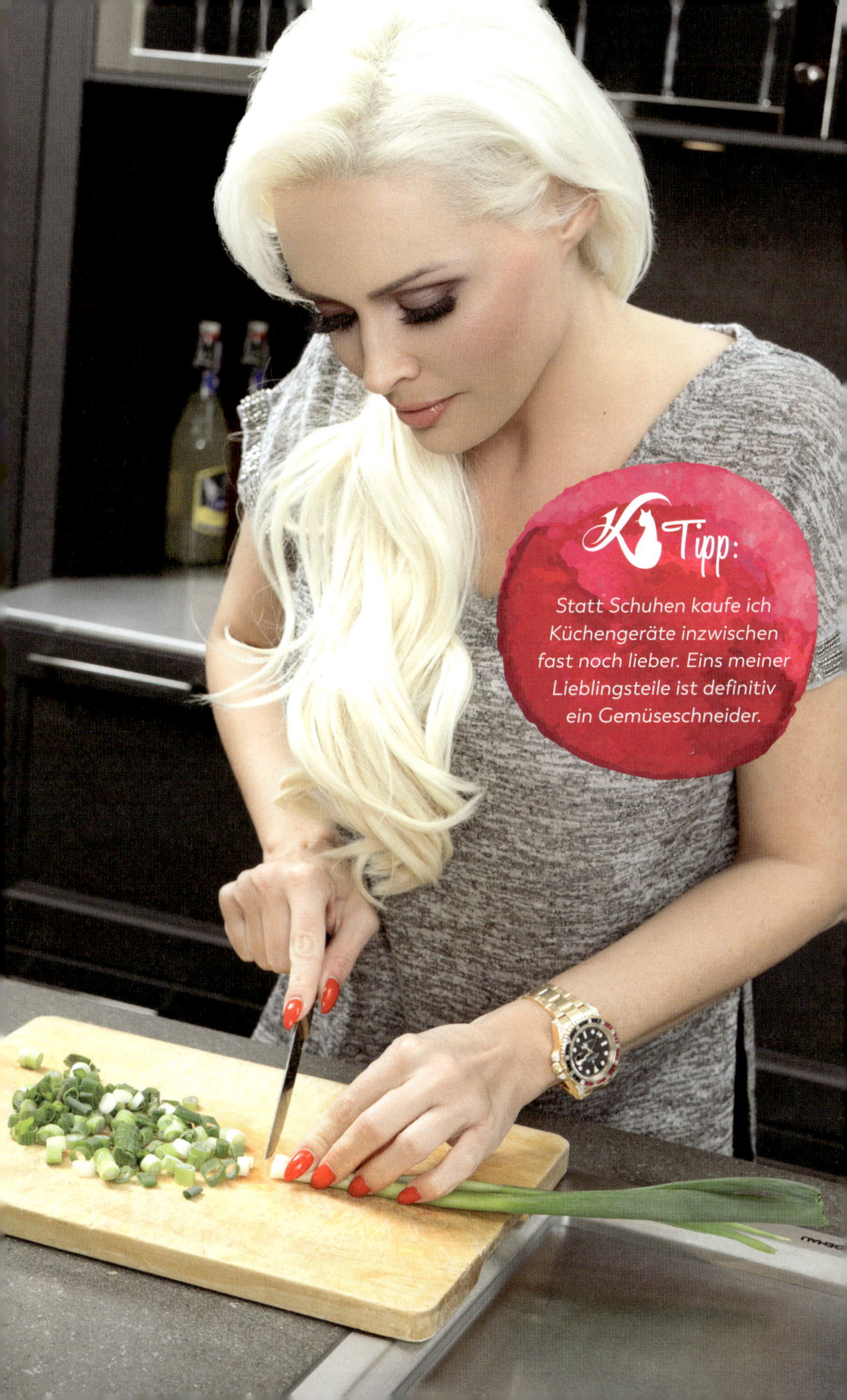

Tipp:

Statt Schuhen kaufe ich Küchengeräte inzwischen fast noch lieber. Eins meiner Lieblingsteile ist definitiv ein Gemüseschneider.

Hähnchen-Curry-Pfanne

für 2-3 Portionen

600 g Hähnchenbrustfilet

1 Paprika

1 Zwiebeln

500 g Kirschtomaten

3 EL Olivenöl

4 EL Gemüsebrühe

1 TL Curry

150 g Crème fraîche mit wenig Fettgehalt

1. Macht aus dem Hähnchenbrustfilet fix Hähnchengeschnetzeltes, indem ihr es in Stücke schneidet. Dann die Paprika und die Zwiebeln würfeln. Bei den Tomaten reicht es, wenn ihr sie halbiert.
2. Die Zwiebeln dünstet ihr in einer Pfanne mit 3 EL Öl an, bis sie glasig sind. Fügt nun das Fleisch hinzu und bratet es bei mittlerer Hitze circa 5 Minuten an. Gebt Tomaten und Paprika hinzu.
3. Verrührt die Gemüsebrühe mit dem Curry in der Pfanne und rührt die Crème fraîche unter. Mit Salz und Pfeffer abschmecken.

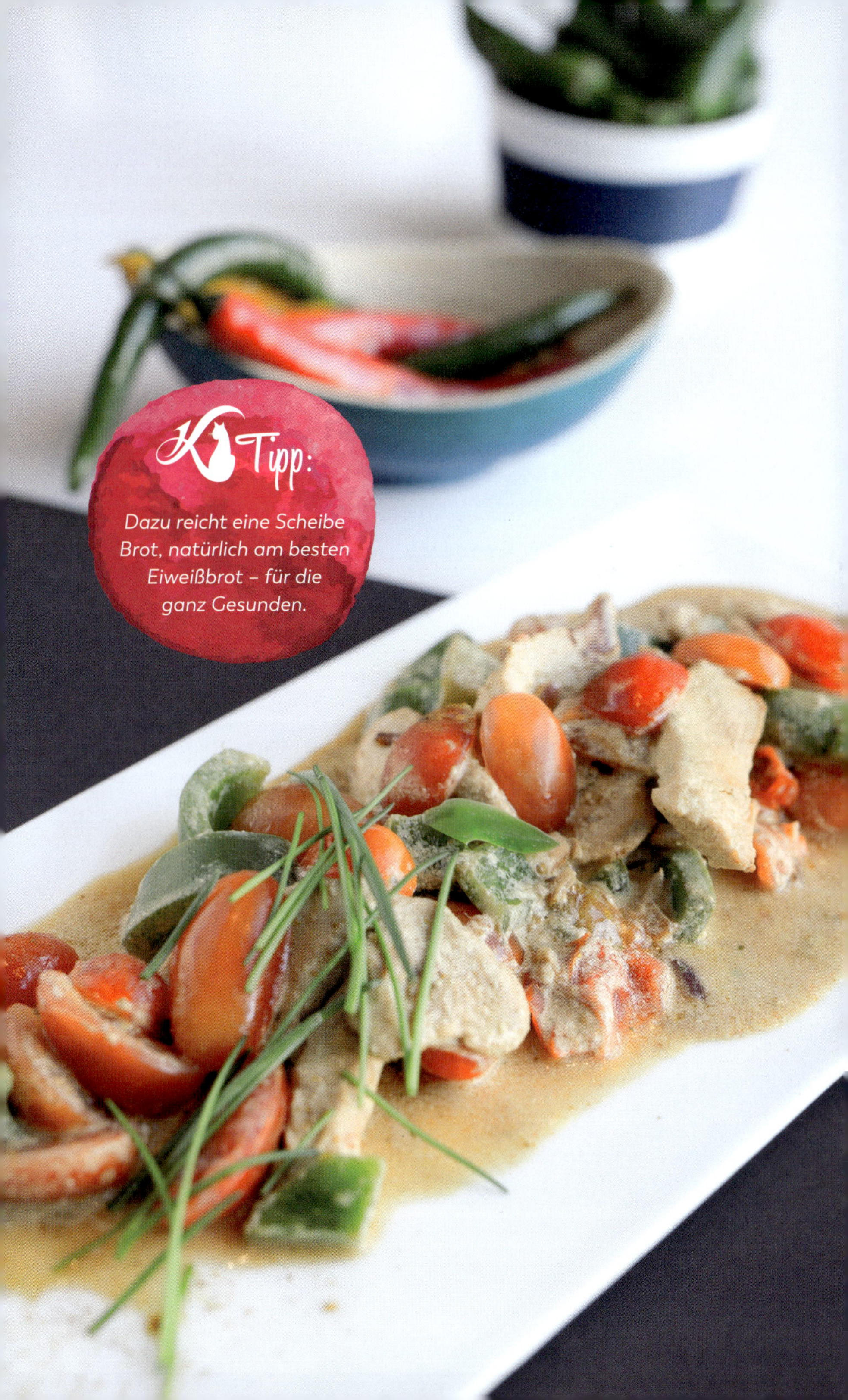

Tipp:

Dazu reicht eine Scheibe Brot, natürlich am besten Eiweißbrot – für die ganz Gesunden.

Rindersteaks mit Pimientos

für 2 Portionen

2 große Rindersteaks

400 g Pimientos (in Deutschland nennt man sie auch Bratpaprika)

Olivenöl

Salz, Pfeffer und am besten auch etwas grobes Meersalz

1. Für dieses Gericht braucht ihr zwei Pfannen. In der einen bratet ihr die Steaks von jeder Seite ein paar Minuten an (auch hier wieder so, wie ihr eure Steaks am liebsten mögt) und würzt sie danach mit etwas Salz und Pfeffer.
2. In der zweiten Pfanne erhitzt ihr die Paprikas mit etwas Olivenöl und bratet sie so lange an, bis die Haut Blasen bildet. Am Anfang denkt man, das funktioniert ja gar nicht, aber dann geht es ruckzuck – also Augen auf.
3. Die Steaks könnt ihr in dünne Streifen schneiden oder am Stück lassen. Die Pimientos schmecken köstlich, wenn ihr sie erst mit normalem Salz bestreut und dann zusätzlich noch etwas grobes Meersalz dazugebt. Bin gespannt, was ihr sagt!

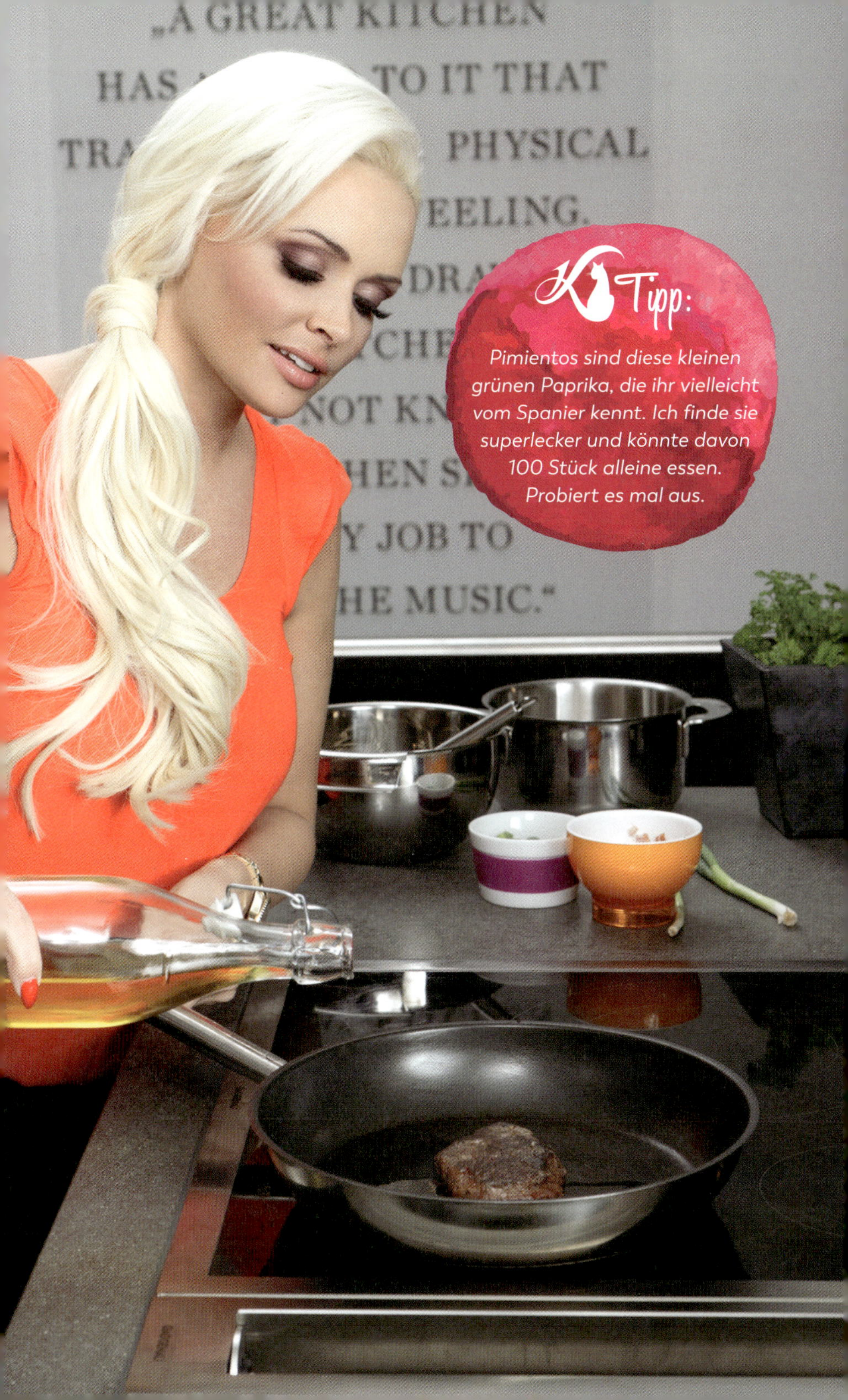

K Tipp:

Pimientos sind diese kleinen grünen Paprika, die ihr vielleicht vom Spanier kennt. Ich finde sie superlecker und könnte davon 100 Stück alleine essen. Probiert es mal aus.

Wrap mit Putengeschnetzeltem und Salat

für 4 Wraps

300 g Putengeschnetzeltes
1 Knoblauchzehe
2 EL Olivenöl
Salz und Pfeffer
1 Zwiebel
2 Tomaten
1 Salatgurke
100 g Eisbergsalat oder ein Salatherz
100 g Fetakäse
4 Tortillawraps (gibt's fertig im Supermarkt)
etwas Crème fraîche
Petersilie

1. Das Fleisch mit kleingehacktem Knoblauch in Öl einlegen, mit etwas Salz und Pfeffer würzen und kurz ziehen lassen.
2. In der Zwischenzeit die Zwiebel, das Gemüse und den Feta in kleine Würfel schneiden. Den Salat schneide ich nach dem Waschen auch immer in kleine Streifen.
3. Jetzt bratet ihr das Fleisch ohne Fett an (es lag ja schon in Öl).
4. Die Wraps könnt ihr einfach mit etwas Crème fraîche bestreichen, dann Petersilie darüberstreuen und mit Gemüse und Fleisch füllen.

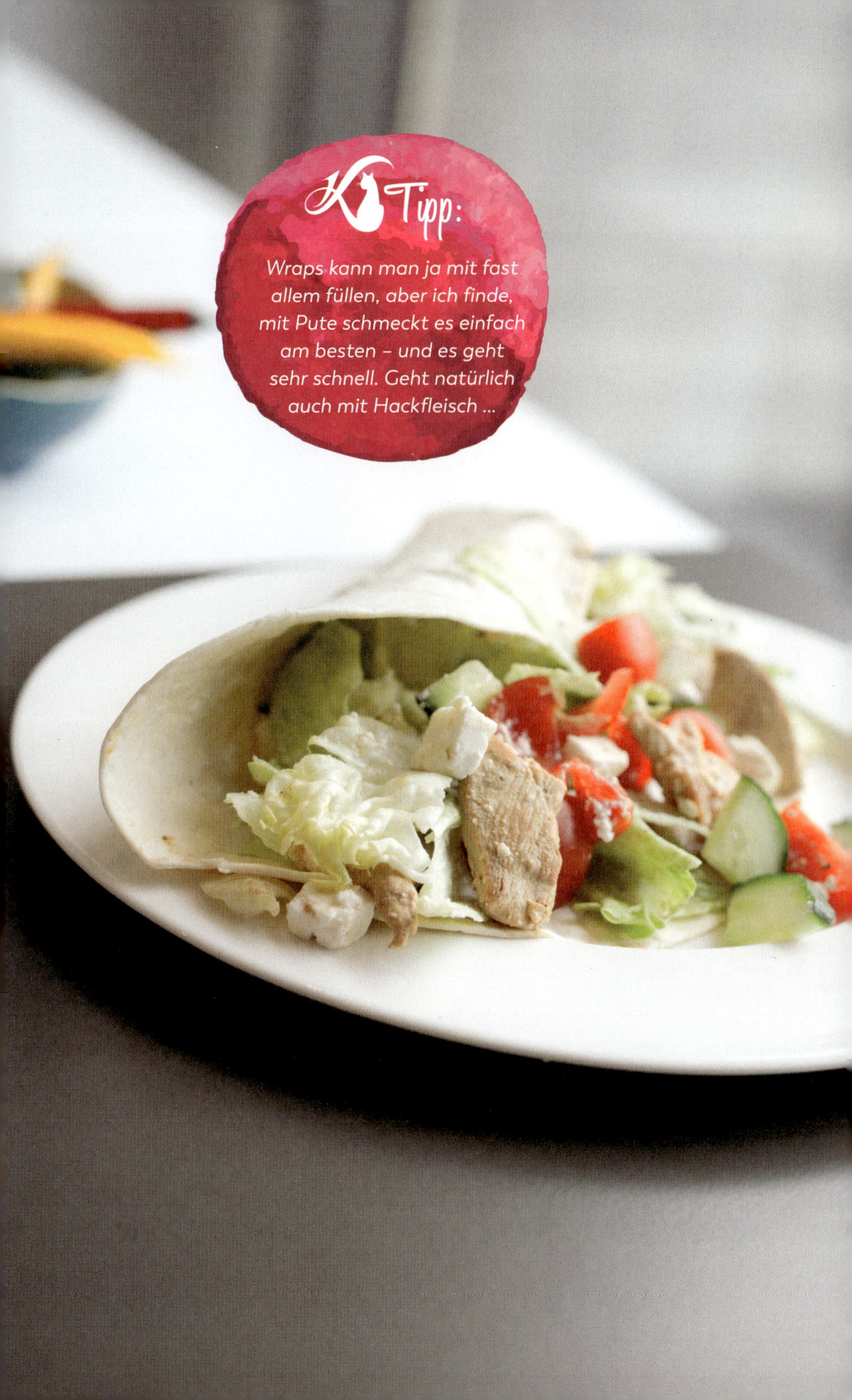

K Tipp:

Wraps kann man ja mit fast allem füllen, aber ich finde, mit Pute schmeckt es einfach am besten – und es geht sehr schnell. Geht natürlich auch mit Hackfleisch …

Was die Pfälzerin in mir glücklich macht

Ich und meine Familie lieben deftiges Essen und die Pfälzer Küche ist die beste der Welt! Auch wenn alle immer denken, wir essen nur Saumagen. Stimmt nicht. Hier sind meine absoluten Lieblingsgerichte für euch – das sind meine Highlights am Fresstag.

Zwiebelkuchen

für eine Springform (24 cm Durchmesser)

250 g Dinkelmehl

15 g Hefe

½ TL Zucker

125 ml Milch

Salz

30 g Butter

100 g Räucherbauch

5 Gemüsezwiebeln

2 Eier

125 ml saure Sahne

Kümmel, Paprikapulver, Pfeffer

1. Zuerst gebt ihr das Mehl in eine Schüssel und verrührt darin die zerbröckelte Hefe und den Zucker mit lauwarmer Milch. Dann gebt ihr noch etwas Salz dazu und verrührt das Ganze mit ein bisschen lauwarmer Butter. Danach muss der Hefeteig circa eine Stunde ruhen, dick und rund werden – aufgehen nennt das der Profi.
2. In der Zwischenzeit könnt ihr schon mal den Räucherbauch in Würfel schneiden und die Zwiebeln schälen und fein hacken. Das zusammen in einer Pfanne anbraten, bis die Zwiebeln glasig sind. Eier und Sahne in einem Gefäß verquirlen und mit etwas Kümmel, Paprikapulver und Salz würzen. Jetzt gebt ihr die Mischung zu den Zwiebeln in die Pfanne und lasst es ein paar Minuten stocken.
3. Den Ofen bei 200°C Ober- und Unterhitze vorheizen. Wenn der Teig schön aufgegangen ist, noch mal gut durchkneten und dann in einer gefetteten Springform (24 cm Durchmesser) gut verteilen. Auf den Teig gebt ihr die Zwiebelmasse aus der Pfanne und streicht sie schön glatt. Der Zwiebelkuchen muss circa 40 Minuten backen.

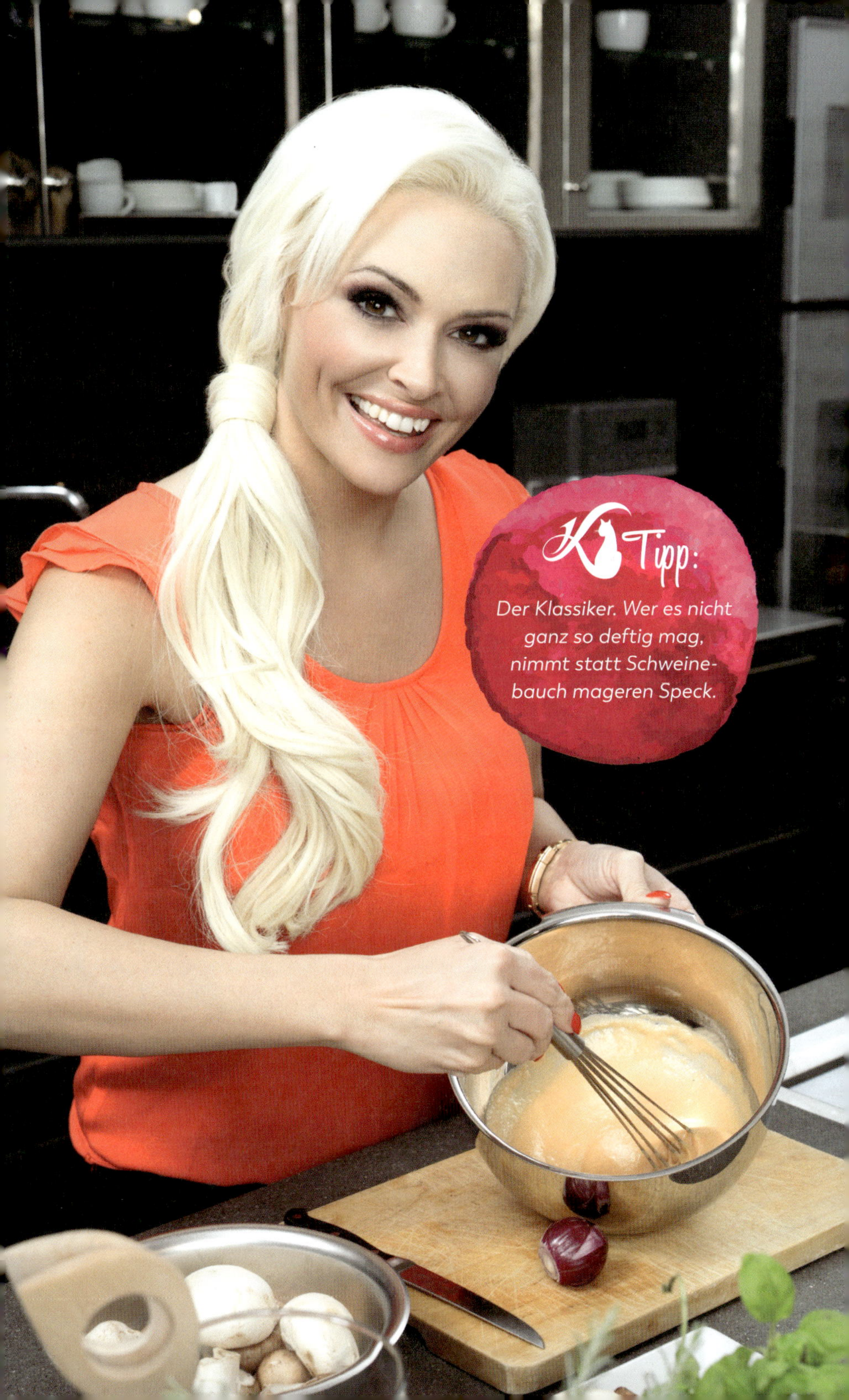

Tipp:

Der Klassiker. Wer es nicht ganz so deftig mag, nimmt statt Schweinebauch mageren Speck.

Dippekuchen

für 4 Portionen

2 kg Kartoffeln (mehlig kochend)

2 Gemüsezwiebeln

6 Eier

Petersilie, Muskat, Salz und Pfeffer

300 g Speckwürfel

300 g Bacon

300 g Mettwurst

1. Zuerst schält und wascht ihr die Kartoffeln und reibt sie dann klein (wer es sich leicht machen will, nimmt eine Küchenmaschine dafür). Dasselbe macht ihr mit den Zwiebeln. Schüttet sie zu den Kartoffeln.
2. Schlagt die Eier auf und gebt sie mit etwas Petersilie, Muskat, Salz und Pfeffer zu den Kartoffeln und Zwiebeln. Auch die Speckwürfel kommen dazu und dann wird alles kräftig durchgemischt.
3. Heizt den Ofen auf 200°C Ober- und Unterhitze vor und gebt eine Schicht der Kartoffelmasse in eine große, eingefettete Auflaufform. Darauf kommen kleingeschnittene Scheiben Mettwurst und es folgt eine weitere Schicht Kartoffelmasse. Oben drauf legt ihr noch eine Lage Bacon-Scheiben. Stellt die Auflaufform für circa 35 Minuten in den Ofen, bis die Oberfläche knusprig braun ist. Lecker!

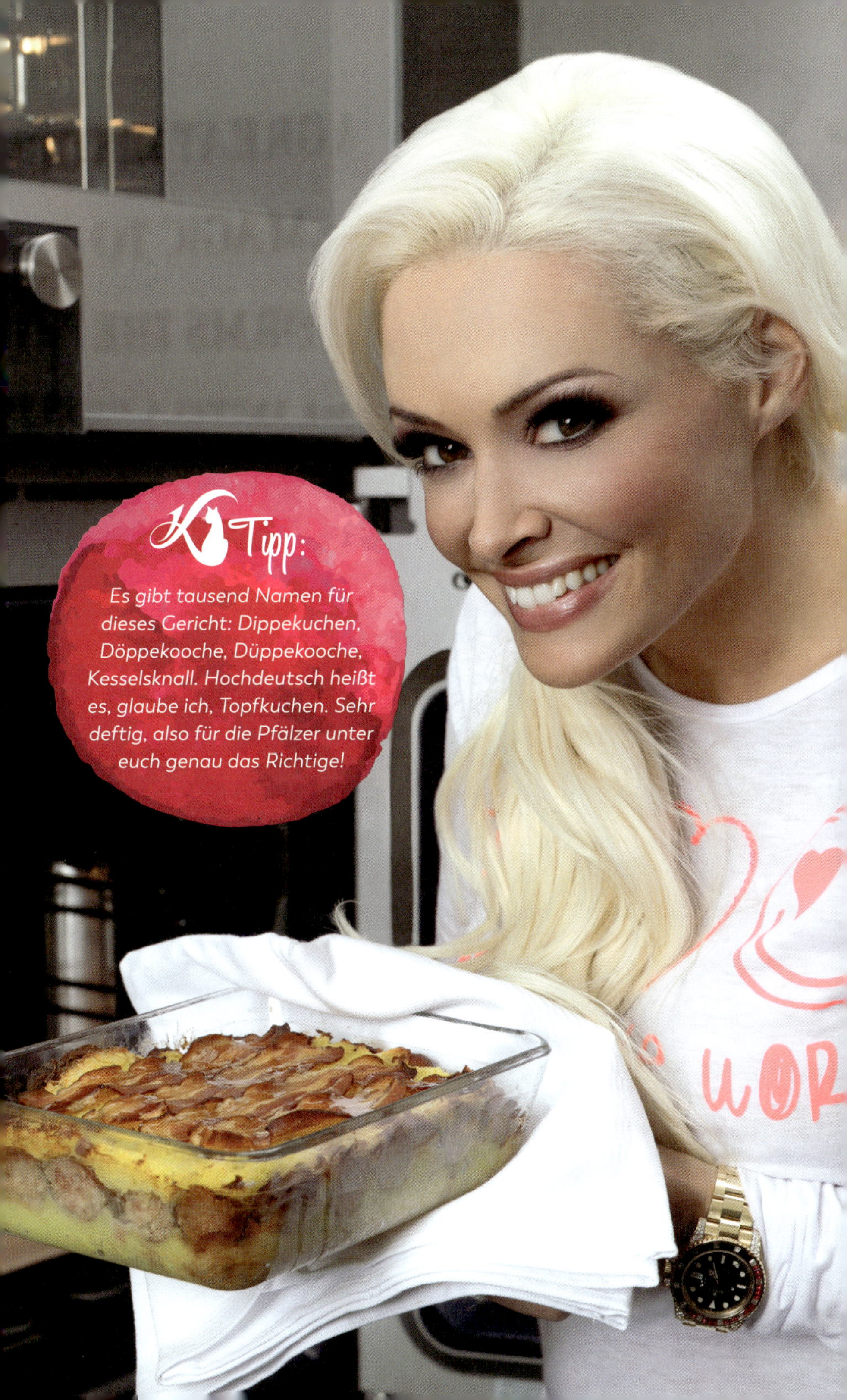

K Tipp:

Es gibt tausend Namen für dieses Gericht: Dippekuchen, Döppekooche, Düppekooche, Kesselsknall. Hochdeutsch heißt es, glaube ich, Topfkuchen. Sehr deftig, also für die Pfälzer unter euch genau das Richtige!

Herzdriggerte

für 4 Portionen

500 g rohe Kartoffeln (mehlig kochend)

2 Eier

100 g Mehl

Muskat, Salz, Pfeffer

1 bis 2 Frühlingszwiebeln

500 g gegarte Kartoffeln (mehlig kochend)

250 g Hackfleisch

Für die Soße:

100 g Speckwürfel

100 g Butter

200 ml Sahne

2 EL Semmelbrösel

etwas Milch

1 Bund Schnittlauch

Salz, Pfeffer

1. Zuerst die eine Hälfte der Kartoffeln gründlich schrubben und circa 40 Minuten (kommt natürlich auf die Größe an) mit Schale kochen. Danach pellt ihr die Kartoffeln (da rufe ich immer nach Lucas) und lasst sie abkühlen.
2. Nun schält ihr die rohen Kartoffeln und reibt sie klein. Damit nicht so viel Flüssigkeit drinbleibt, alles auf ein Geschirrtuch packen und das Tuch über einer Schüssel auswringen. Wartet ein bisschen, bis sich die Stärke auf dem Boden absetzt, und schüttet dann das Wasser weg, sodass nur die Stärke übrigbleibt.
3. Gebt die gegarten mit den geriebenen Kartoffeln zusammen in eine Schüssel. Fügt Stärke, Eier, Mehl, Salz und etwas Muskat hinzu und verknetet alles miteinander.
4. Für die Füllung schneidet ihr die Zwiebeln klein und vermischt sie mit dem Hackfleisch und etwas Salz und Pfeffer. Daraus formt ihr dann kleine Fleischbällchen und umhüllt sie mit dem Kloßteig. Die Klöße lasst ihr bei mittlerer Hitze in etwas Salzwasser köcheln, bis sie oben schwimmen.
5. In der Zwischenzeit könnt ihr die Soße machen. Die Speckwürfel in etwas Butter kurz anbraten, dann gebt ihr Sahne und Semmelbrösel in die Pfanne und lasst es ein paar Minuten köcheln. Noch ein bisschen Milch dazu, den kleingehackten Schnittlauch und mit Salz und Pfeffer abschmecken.
6. Über die Klöße gießen – und mmmmmh.

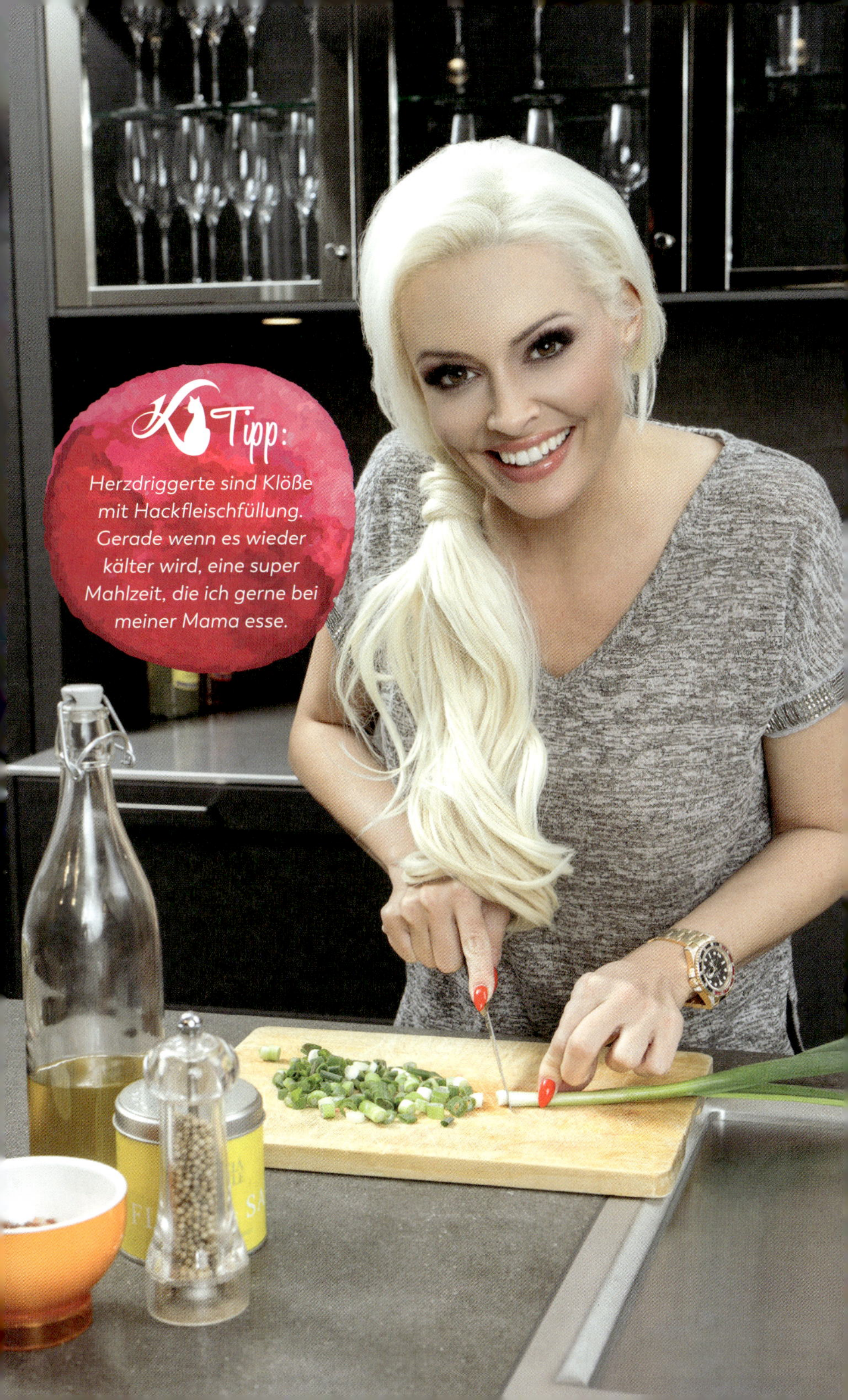

K Tipp:

Herzdriggerte sind Klöße mit Hackfleischfüllung. Gerade wenn es wieder kälter wird, eine super Mahlzeit, die ich gerne bei meiner Mama esse.

Suppenkasper

Wie jedes Kind habe ich immer brav meine Suppe gegessen, ich wollte ja nicht wie der Suppenkasper tot umfallen. Und gerade im Winter geht nichts über eine leckere heiße Suppe.

Kartoffelsuppe

für 2 Portionen

200 g Kartoffeln (am besten nehmt ihr mehlig kochende)

1 Gemüsezwiebel

etwas Butter

400 ml Gemüsebrühe

50 ml Schlagsahne

50 g Speckwürfel

Salz, Pfeffer, geriebene Muskatnuss, Petersilie

1. Kartoffeln schälen (hier rufe ich wie immer Lucas) und würfeln, das Gleiche macht ihr mit der Zwiebel. Ein bisschen Butter in einen Topf und die Zwiebeln darin glasig dünsten. Dann die Kartoffeln dazugeben, salzen und noch mal 3 Minuten anbraten.
2. Jetzt kommt die Gemüsebrühe dazu und die Sahne. Alles kurz aufkochen lassen und circa 20 Minuten bei mittlerer Hitze garen.
3. In der Zwischenzeit bratet ihr den Speck in einer Pfanne (ohne Fett) braun an.
4. Die Suppe pürieren (mit einem meiner Lieblingsküchengeräte, dem Zauberstab) und mit Salz und Pfeffer abschmecken. Noch ein bisschen Muskatnuss dazu und mit Speckwürfeln und Petersilie bestreuen.

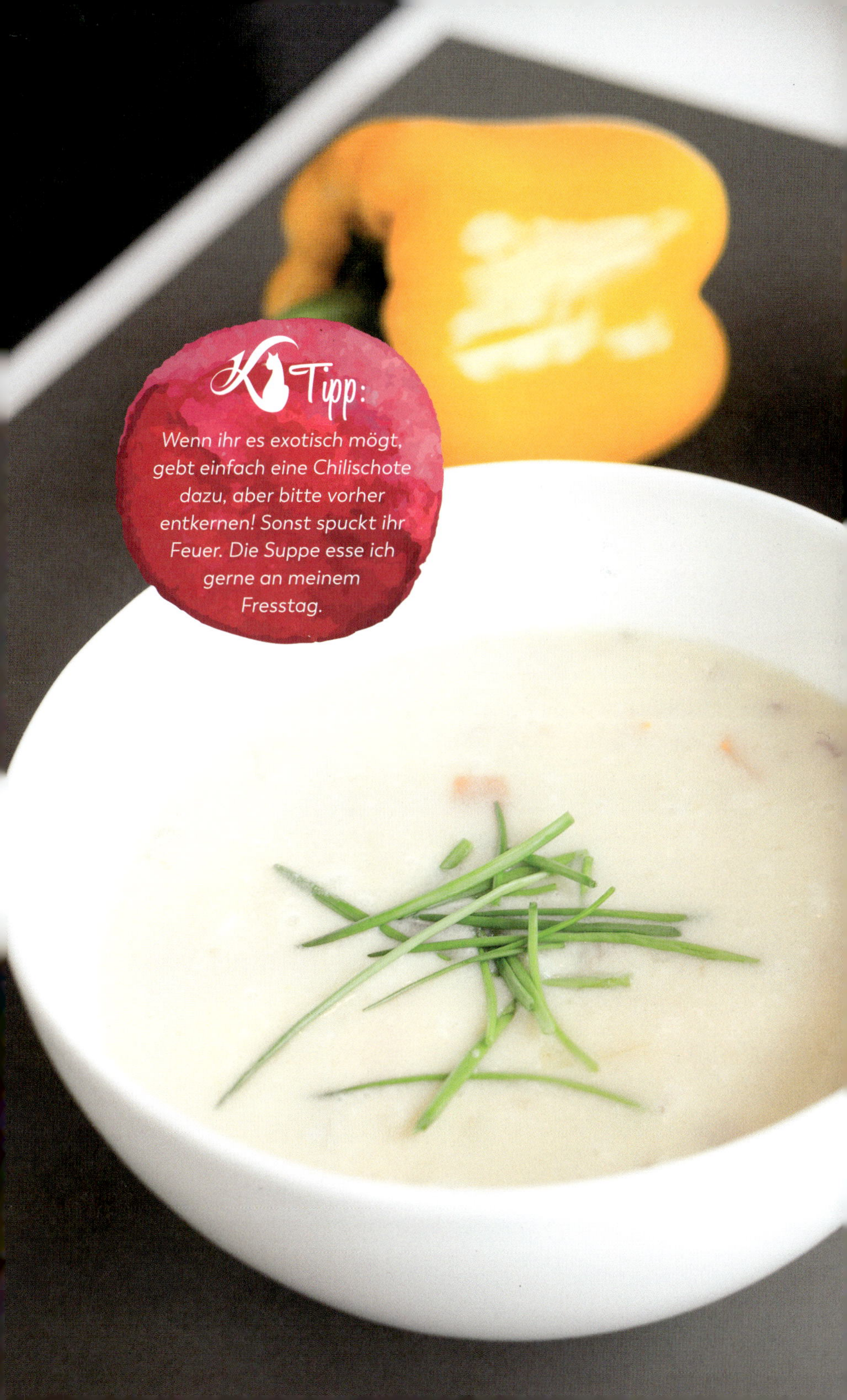

K Tipp:

Wenn ihr es exotisch mögt, gebt einfach eine Chilischote dazu, aber bitte vorher entkernen! Sonst spuckt ihr Feuer. Die Suppe esse ich gerne an meinem Fresstag.

Asia-Suppe mit Huhn

für 2 Portionen

1 Knoblauchzehe
20 g Ingwer
1 Zucchini
1 Paprika
1 Möhre
100 g Brechbohnen
Olivenöl
250 ml Gemüsebrühe
100 ml Kokosmilch
1 TL Currypaste
200 g Hähnchenbrustfilet
einen Spritzer Zitronensaft
Salz und Pfeffer

1. Knoblauch und Ingwer schälen und in kleine Stückchen schneiden. Die Zucchini, Paprika und Möhre in mittelgroße Stücke schneiden. Die Stiele der Brechbohnen abschneiden und die Bohnen 5 Minuten in Salzwasser kochen.
2. Gießt das Wasser ab und gebt das restliche Gemüse, den Ingwer und Knoblauch dazu. Das Ganze mit ein bisschen Olivenöl 1 Minute andünsten und dann die Brühe und Kokosmilch dazugießen. Jetzt noch die Currypaste rein (ACHTUNG) und aufkochen lassen.
3. Jetzt fehlt nur noch das Fleisch: Das Hähnchenbrustfilet in Streifen schneiden und dazugeben. Bei mittlerer Hitze lasst ihr das Ganze knapp 10 Minuten lang köcheln. Zum Schluss noch mit ein bisschen Zitronensaft, Salz und Pfeffer abschmecken.

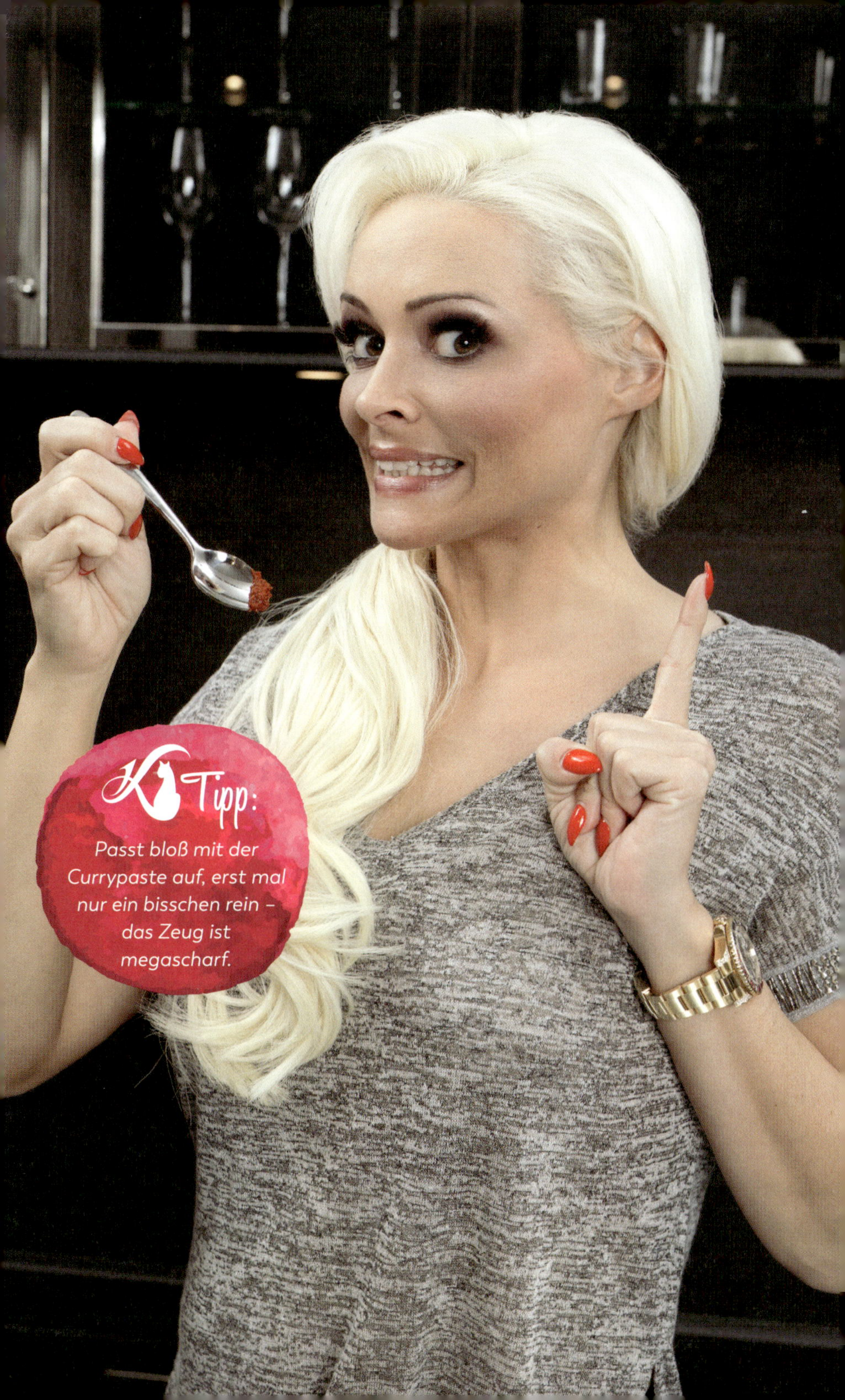

Tipp:

Passt bloß mit der Currypaste auf, erst mal nur ein bisschen rein – das Zeug ist megascharf.

Hühnersuppe mit Nudeln und Gemüse

für 4 Portionen

Hühnerbrustfilet
1,5 l kochendes Wasser
1 Bund Suppengemüse (oder ein paar Möhren und Lauchzwiebeln)
2 Zwiebeln
2 Knoblauchzehen
1 gute Handvoll Suppennudeln
1 Gemüsebrühwürfel
Salz und Pfeffer
Schnittlauch

1. Das Hühnerbrustfilet in 1,5 l Wasser etwa 20 Minuten lang köcheln lassen. In der Zwischenzeit könnt ihr das Gemüse, die Zwiebeln und den Knoblauch klein schneiden.
2. Nun das Fleisch herausnehmen und Gemüse, die Nudeln und den Brühwürfel in die Fleischbrühe geben. Noch mal 15 Minuten köcheln lassen.
3. Derweil könnt ihr die Hühnerbrust in kleine Stücke oder Streifen schneiden und davon so viel ihr mögt in die Suppe tun. Mit Salz und Pfeffer abschmecken und noch ein paar Schnittlauchröllchen darüber. Fertig!

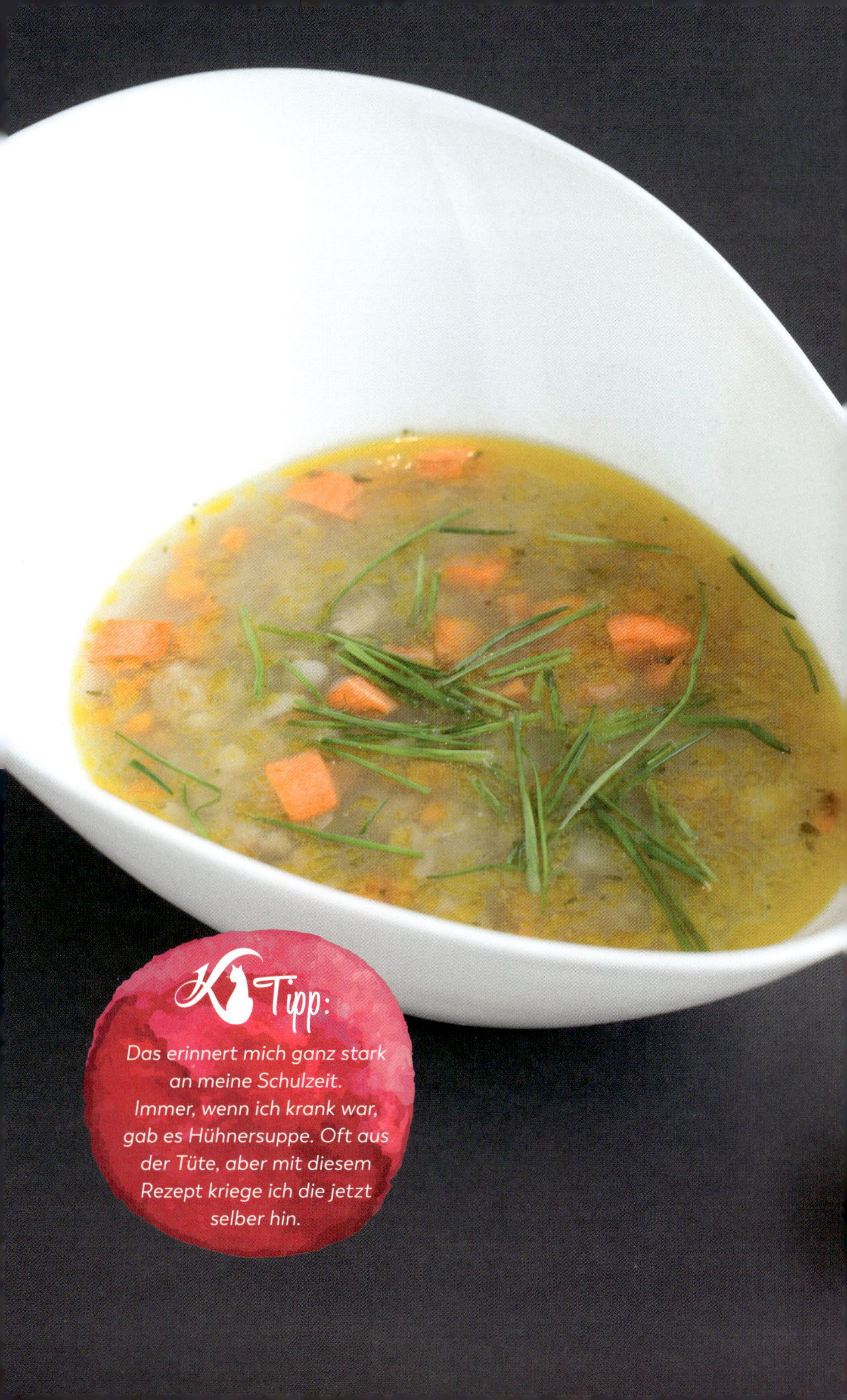

K Tipp:

Das erinnert mich ganz stark an meine Schulzeit. Immer, wenn ich krank war, gab es Hühnersuppe. Oft aus der Tüte, aber mit diesem Rezept kriege ich die jetzt selber hin.

Kürbissuppe

für 2–3 Portionen

1 kleine Zwiebel
ein bisschen Ingwer
1 Möhre
Olivenöl
1 kleiner Hokkaido-Kürbis
750 ml Gemüsebrühe
Salz, Pfeffer, Chilipulver
2 EL Kürbiskerne
Kürbiskernöl

1. Die Zwiebel, den Ingwer und die Möhre schneidet ihr in kleine Stücke und dünstet das mit ein bisschen Olivenöl an.
2. Dann wascht ihr den Kürbis, halbiert und entkernt ihn. Ihr braucht ihn praktischerweise nicht schälen. Das Fruchtfleisch würfeln, ab in den Topf zum Rest und kurz mit anbraten.
3. Gießt nun die Gemüsebrühe dazu. Lasst das Ganze kurz aufkochen und gute 20 Minuten auf mittlerer Hitze köcheln. Wenn der Kürbis schön weich ist, alles mit dem Zauberstab pürieren (oder in den Standmixer füllen und den arbeiten lassen). Die Suppe mit Salz, Pfeffer und Chilipulver abschmecken.
4. Zum Servieren könnt ihr in jeden Teller noch ein paar Kürbiskerne und einen Spritzer Kürbiskernöl darübergeben.

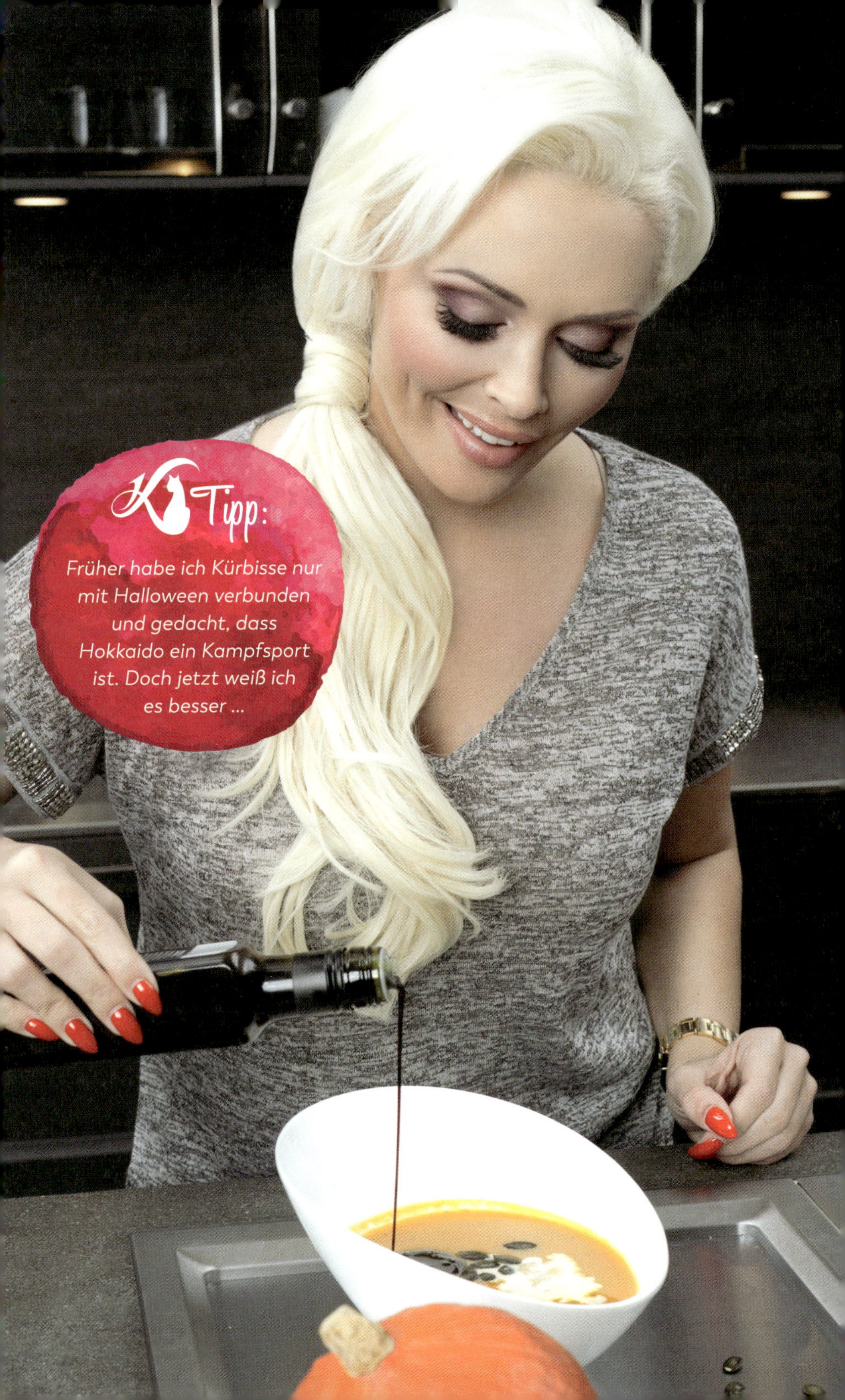

K Tipp:

Früher habe ich Kürbisse nur mit Halloween verbunden und gedacht, dass Hokkaido ein Kampfsport ist. Doch jetzt weiß ich es besser …

I love Hackfleisch

Manche tragen T-Shirts mit der Aufschrift
„I love NY“ oder „I love Paris“ –
auf meinem müsste stehen:
„I love Hackfleisch“.
Geht es euch genauso?

Hackfleischpfanne

für 4 Portionen

500 g Hackfleisch
Olivenöl
Salz, Pfeffer
(evtl. Paprikapulver und Knoblauch)
2 Paprika
300 g Champignons
2 EL Tomatenmark
einige Basilikumblätter

1. Das Hackfleisch mit etwas Olivenöl in einer Pfanne anbraten, mit Salz und Pfeffer abschmecken. Wer es deftiger mag, kann Paprikapulver und kleingehackten Knoblauch dazugeben.
2. In der Zwischenzeit die Paprika (ich nehme meistens eine rote und eine gelbe) in Stücke schneiden und die geputzten Champignons klein schneiden.
3. Das Gemüse zum Hackfleisch in die Pfanne geben, mit 2 EL Tomatenmark verrühren und circa 10 Minuten köcheln lassen.
4. Noch ein bisschen frischen Basilikum drüberstreuen und fertig!

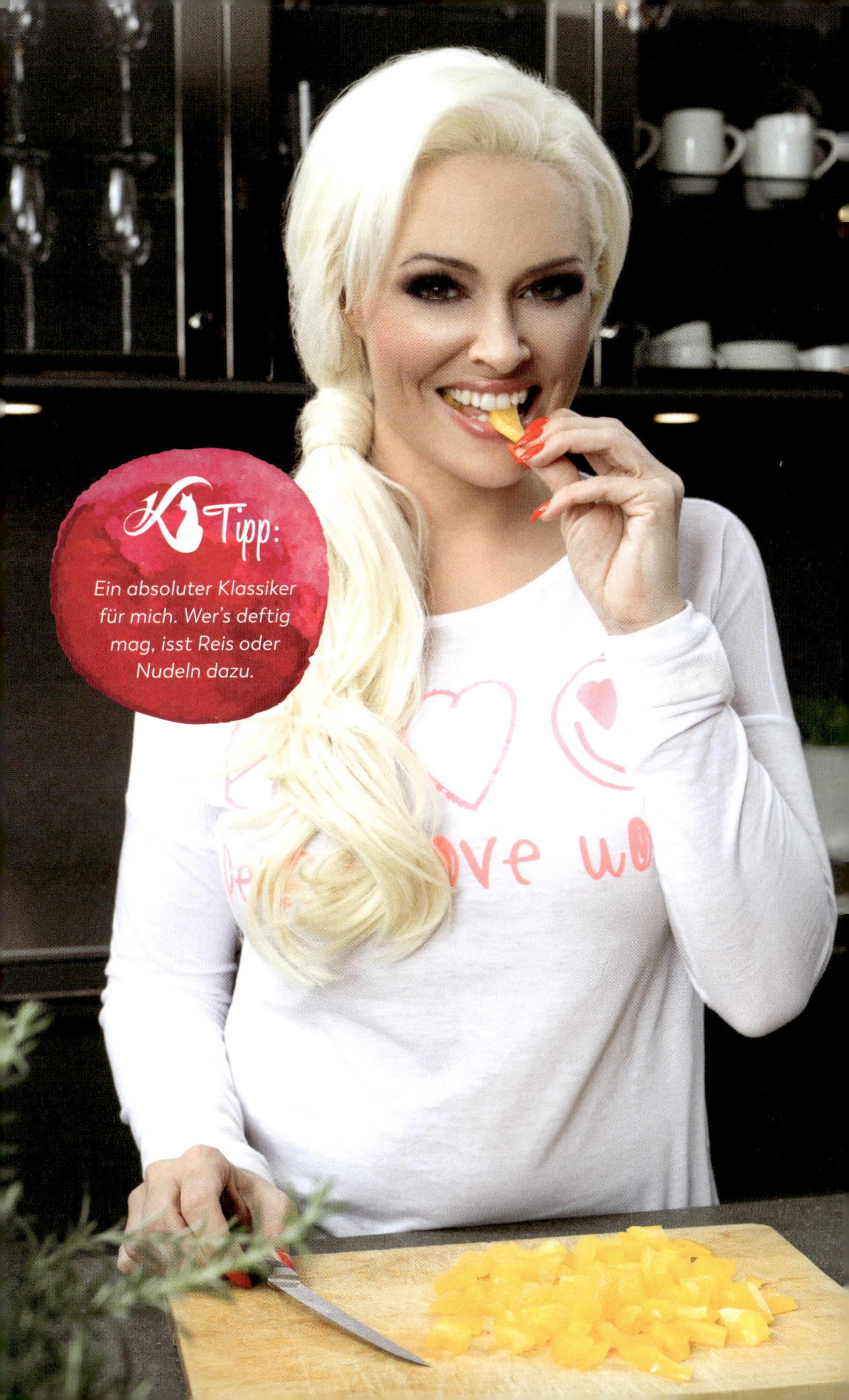

K Tipp:

Ein absoluter Klassiker für mich. Wer's deftig mag, isst Reis oder Nudeln dazu.

Chili con carne

für 2-3 Portionen

200 g Hackfleisch

3 EL Olivenöl

1 Zwiebel

2 Möhren

1 Paprika

1 Chilischote

1 Knoblauchzehe

2 Tomaten

250 g Kidneybohnen (am einfachsten aus der Dose)

250 ml passierte Tomaten

1 TL Senf

Salz und Pfeffer

1 TL Kakao

etwas Basilikum

1. Zuerst bratet ihr das Hackfleisch mit etwas Olivenöl in der Pfanne schön braun an. In der Zwischenzeit könnt ihr die Zwiebel, Möhren, Paprika, Chilischote (diesmal mit Kernen, soll ja feurig sein), Knoblauch und Tomaten in kleine Würfel schneiden.
2. Das Fleisch aus der Pfanne nehmen. Das Gemüse mit etwas Olivenöl darin andünsten, für die Würze ... Danach gebt ihr Gemüse und Fleisch in einen großen Topf.
3. Die Bohnen unter laufendem Wasser kurz abspülen und dazugeben. Dann kommen die passierten Tomaten noch mit rein. Mit Senf, Pfeffer, Salz und etwas Kakao (ja, wirklich mit Kakao) abschmecken. Eine gute halbe Stunde köcheln lassen und zum Schluss noch etwas kleingeschnittenes Basilikum dazu.

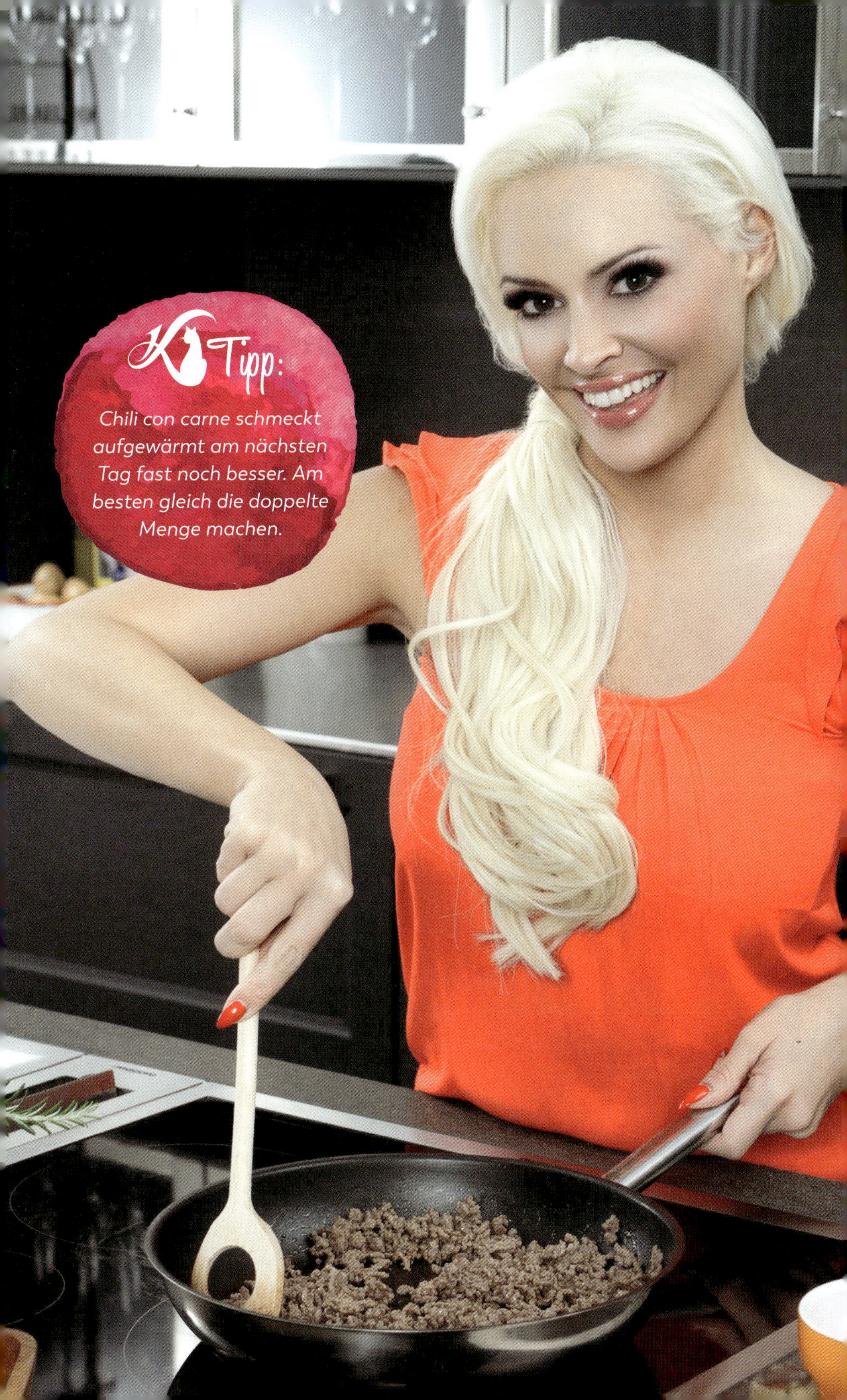

K Tipp:

Chili con carne schmeckt aufgewärmt am nächsten Tag fast noch besser. Am besten gleich die doppelte Menge machen.

Gemüse mit Hack

für 2 Portionen

- *2 Möhren*
- *200 g Zucchini*
- *100 g Brokkoli*
- *4 große Champignons*
- *1 Gemüsezwiebel*
- *1 Zehe Knoblauch*
- *Olivenöl*
- *125 ml Gemüsebrühe*
- *200 g Hackfleisch*
- *Salz und Pfeffer*

1. Hier mag ich es, wenn das Gemüse in relativ großen Stücken angebraten wird. Die Möhren und Zucchini schneide ich in Scheiben, der Brokkoli bleibt als Röschen, bei den Champignons reicht es, wenn ihr sie halbiert. Die Zwiebel und den Knoblauch würfeln.
2. Das Gemüse bratet ihr mit den Zwiebeln und Knoblauch in einer Pfanne mit etwas Olivenöl kurz an und gießt anschließend die Gemüsebrühe dazu. Danach lasst ihr es etwa 10 Minuten dünsten.
3. In einer zweiten Pfanne bratet ihr das Hackfleisch mit ein bisschen Olivenöl gut an. Unbedingt pfeffern.
4. Danach mischt ihr das Gemüse mit dem Hackfleisch und würzt eventuell mit Salz und Pfeffer nach. Ich verfeinere das Ganze gerne noch mit etwas Paprikapulver.

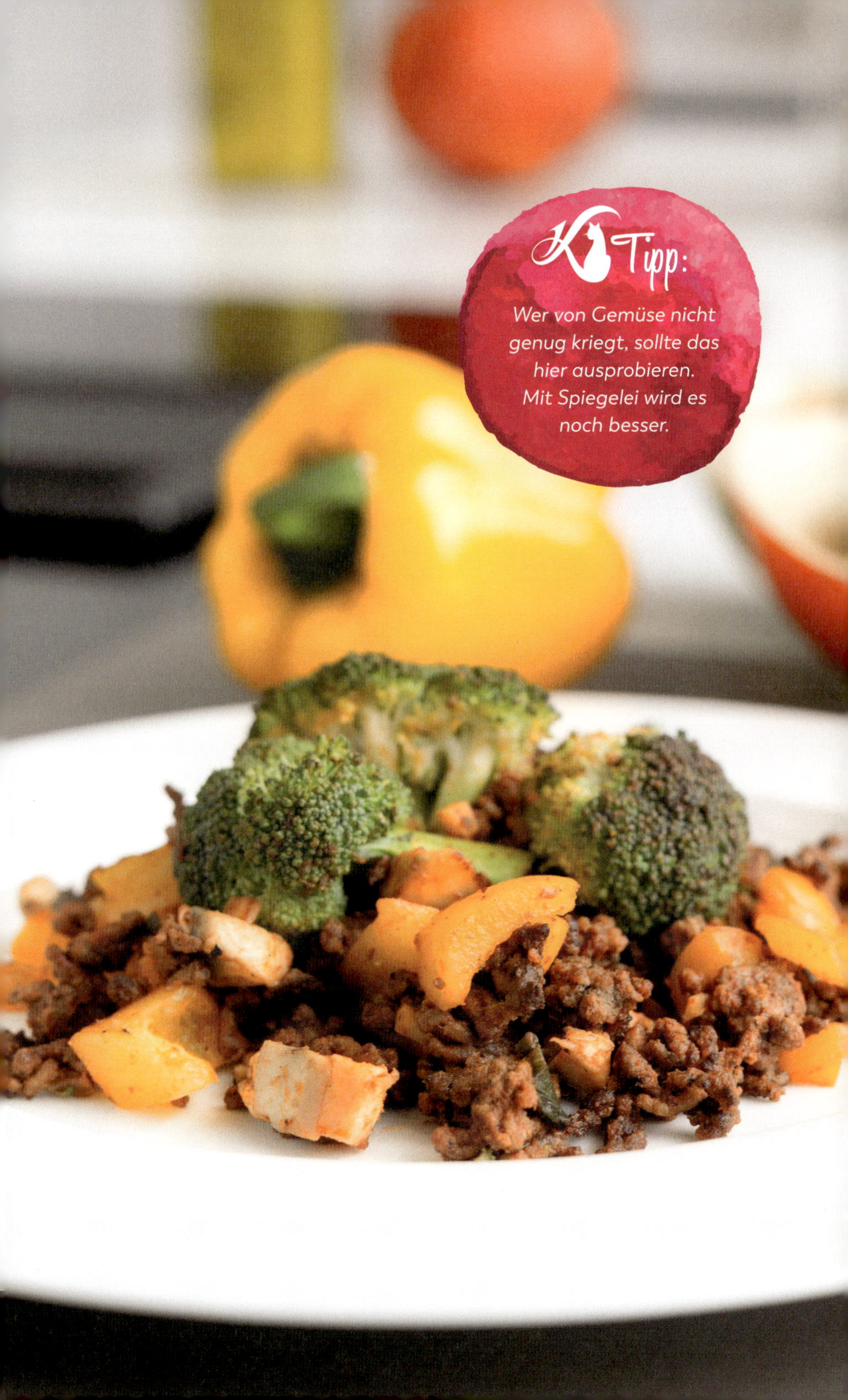

K Tipp:

Wer von Gemüse nicht genug kriegt, sollte das hier ausprobieren. Mit Spiegelei wird es noch besser.

Zucchini-Tagliatelle mit Hackfleischsoße

für 4 Portionen

3 Zucchini
1 Zwiebel
Olivenöl
2 Knoblauchzehen
400 g Hackfleisch
1 EL Tomatenmark
400 g passierte Tomaten
Salz und Pfeffer
Oregano
1 EL Gemüsebrühe
Parmesan

1. Zuerst hobelt ihr die Zucchini mit einem Sparschäler in dünne Streifen – diese dann noch mal längs mehrmals durchschneiden. Die Zwiebel schneidet ihr in kleine Würfel und dünstet sie mit etwas Olivenöl und dem kleingeschnittenen Knoblauch in einer Pfanne an.
2. Dann gebt ihr das Hackfleisch dazu und bratet es gut an. Fügt jetzt das Tomatenmark und die passierten Tomaten hinzu und schmeckt es mit Salz, Pfeffer, Oregano und 1 TL Gemüsebrühe ab.
3. In einer zweiten Pfanne bratet ihr die Zucchini-Tagliatelle mit etwas Olivenöl an. Hier reicht schon 1 Minute (da die Zucchini sonst zu viel Wasser ziehen und ganz weich werden).
4. Die Zucchini-Tagliatelle anrichten und zum Schluss noch ein bisschen Parmesan drüberstreuen.

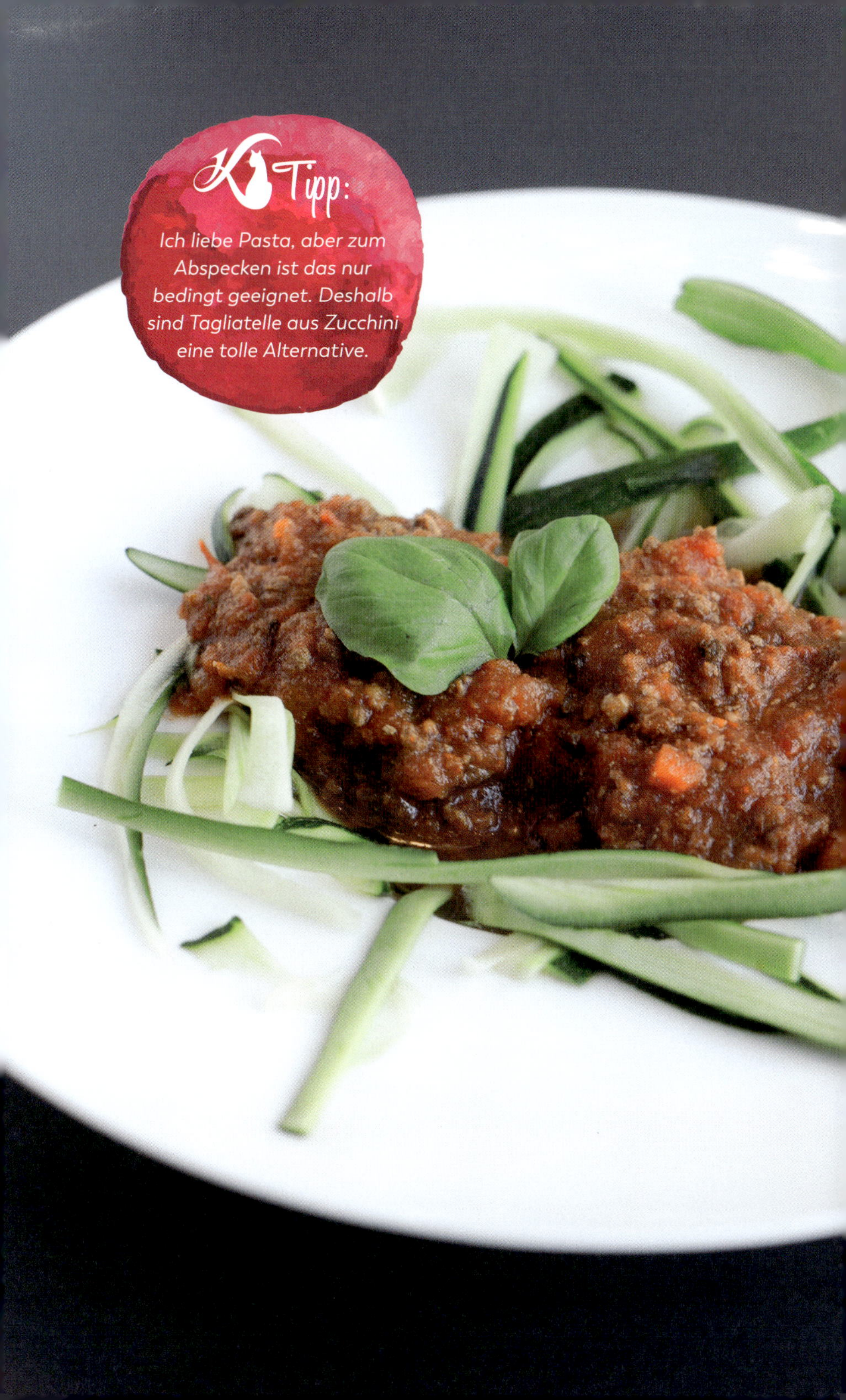

Tipp:

Ich liebe Pasta, aber zum Abspecken ist das nur bedingt geeignet. Deshalb sind Tagliatelle aus Zucchini eine tolle Alternative.

An der Salatbar

Wer abnehmen will, kommt an Salat nicht vorbei.
Und man muss sich ja nicht ernähren wie ein Häschen.
Wichtig ist doch, was beim Grünzeug dabei ist!
Hier mal meine leckersten Varianten.

Salat mit Sardellen

für 4 Portionen

500 g große Sardellen
ein bisschen Dinkelmehl
Olivenöl zum Anbraten
Salz
eine Zitrone zum Beträufeln
1 Salatherz oder 1 Kopf Eisbergsalat
2 grüne Paprikaschoten
5 Kirschtomaten
etwas Schafskäse

Für das Dressing:
2 EL Olivenöl
2 EL Wasser
2 EL Balsamico-Essig
Schnittlauch, Petersilie, Salz und Pfeffer

1. Bei den Sardellen solltet ihr zunächst den Kopf entfernen – also so abschneiden und daran ziehen, dass die Gräten mit herausgezogen werden – ja, ich weiß, schön ist das nicht gerade, aber man gewöhnt sich dran.
2. Dann einen Gefrierbeutel mit etwas Mehl und Salz füllen, die Sardellen hineingeben und den geschlossenen Beutel kräftig schütteln.
3. Nun werden die Sardellen pro Seite 2 Minuten lang in etwas Olivenöl angebraten.
4. Für den Salat schneidet ihr die Paprika und die Tomaten in kleine Stücke und gebt etwas Schafskäse dazu. Auch den schneide ich vorher in kleine Stücke – zerbröseln geht auch, aber da bleibt mir zu viel unter den Nägeln kleben.
5. Für das Dressing vermischt ihr einfach alle Zutaten und würzt nach Belieben nach.
6. Die Sardellen könnt ihr entweder separat mit etwas Zitrone servieren oder auf den Salat legen – schmeckt beides toll und geht ruckzuck.

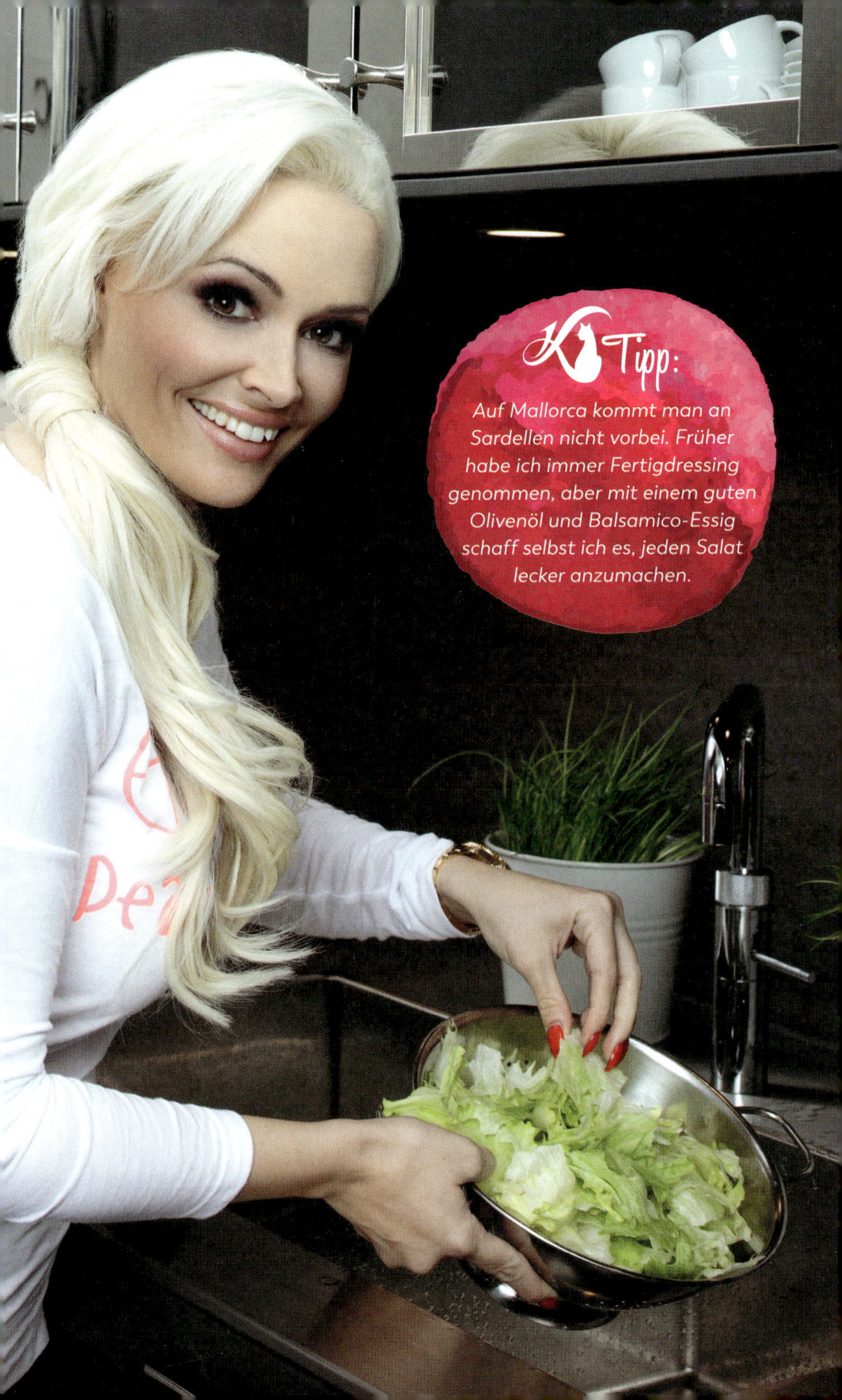

K-Tipp:

Auf Mallorca kommt man an Sardellen nicht vorbei. Früher habe ich immer Fertigdressing genommen, aber mit einem guten Olivenöl und Balsamico-Essig schaff selbst ich es, jeden Salat lecker anzumachen.

Vitaminkick-Salat

für 4 Portionen

- 1 Römersalat
- ½ Gurke
- 10 Cocktail-Tomaten
- 1 TL Tabasco (grün oder rot, wie ihr mögt)
- 4 EL Olivenöl
- 4 EL Balsamico-Essig
- Salz und Pfeffer
- 3 EL Sonnenblumenkerne
- 1 Frühlingszwiebel

1. Zuerst wascht ihr den Salat und schneidet die Blätter klein, danach die Gurke waschen (die Schale kann man mitessen) und klein schneiden. Bei den Tomaten reicht es, wenn ihr sie halbiert. Alles gut in einer Schüssel mischen.
2. Für das Dressing etwas Tabasco (Achtung, nicht zu viel!), 4 EL Olivenöl, 4 EL Balsamico-Essig, Salz und Pfeffer vermischen und über den Salat geben.
3. Die Sonnenblumenkerne könnt ihr entweder kurz in einer Pfanne ohne Fett anrösten oder pur zum Salat dazugeben – schmeckt beides. Die Zwiebel in Ringe schneiden und darüberstreuen.

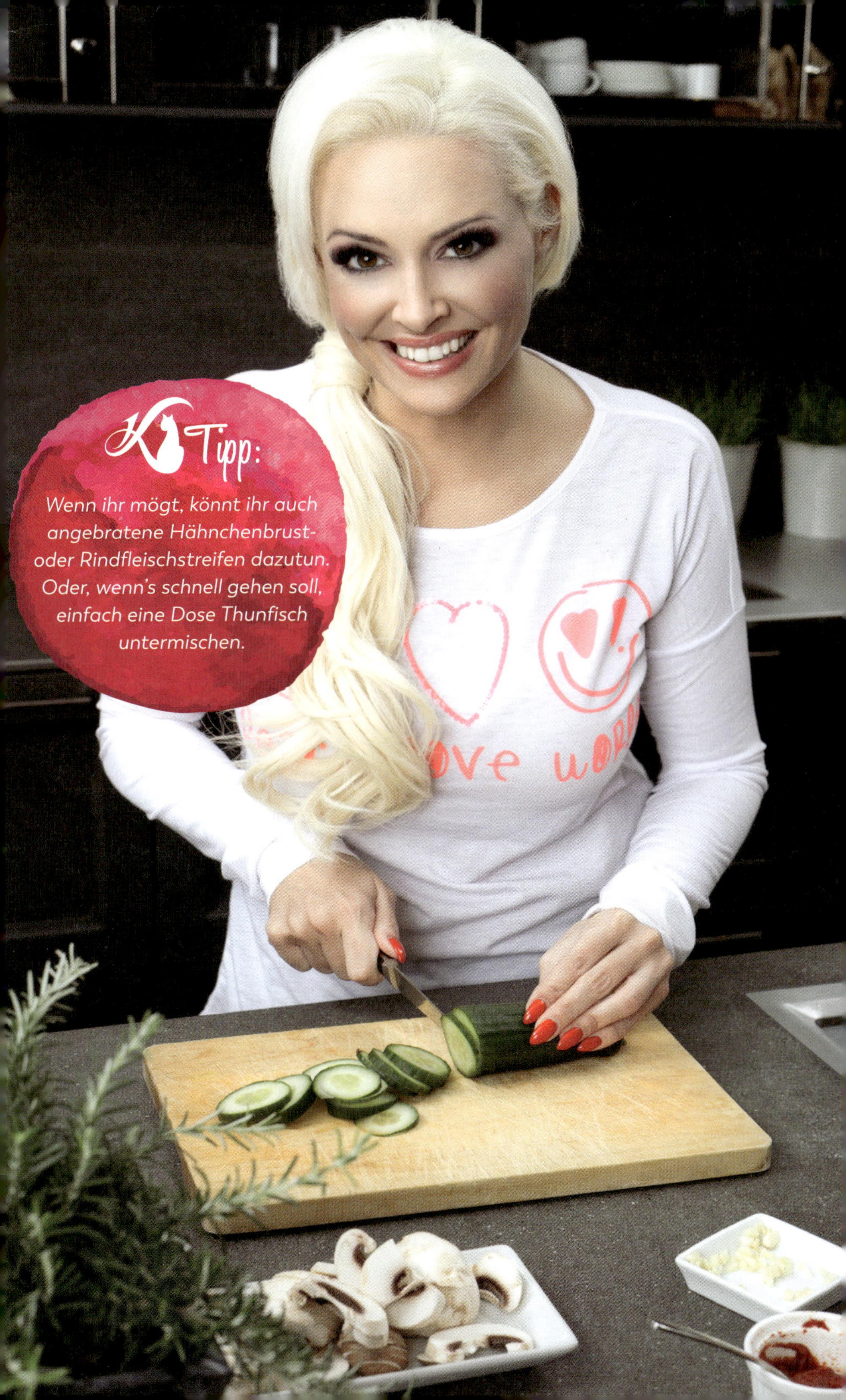

Tipp:

Wenn ihr mögt, könnt ihr auch angebratene Hähnchenbrust- oder Rindfleischstreifen dazutun. Oder, wenn's schnell gehen soll, einfach eine Dose Thunfisch untermischen.

Spinat-Salat mit Hähnchenbrust

für 2 Portionen

- 300 g Hähnchenbrust
- etwas Olivenöl
- Salz und Pfeffer
- 150 g frischer Spinat
- 1 Möhre
- 5 EL Kokosmilch
- Saft von ½ Limette
- 1 Handvoll Erdnüsse
- 1 Chilischote

1. Zuerst wascht ihr das Fleisch und schneidet es in dünne Streifen. Dann bratet ihr die Hähnchenbruststreifen mit etwas Olivenöl in einer Pfanne an und würzt sie mit Salz und Pfeffer.
2. Währenddessen könnt ihr schon einmal den Spinat waschen und die Möhre schälen und in dünne Streifen hobeln (geht super mit einem Sparschäler).
3. Für das Dressing vermischt ihr die Kokosmilch mit dem ausgepressten Limettensaft und gebt noch etwas Salz und Pfeffer dazu.
4. Wenn das Fleisch schön braun gebraten ist, gibt man es mit der Möhre und dem Spinat in eine Schüssel und streut die geschälten Erdnüsse darüber.
5. Die Chilischote klein schneiden (entfernt vorher die Kerne!) und mit dem Dressing über den Salat geben – alles gut durchmischen und fertig.

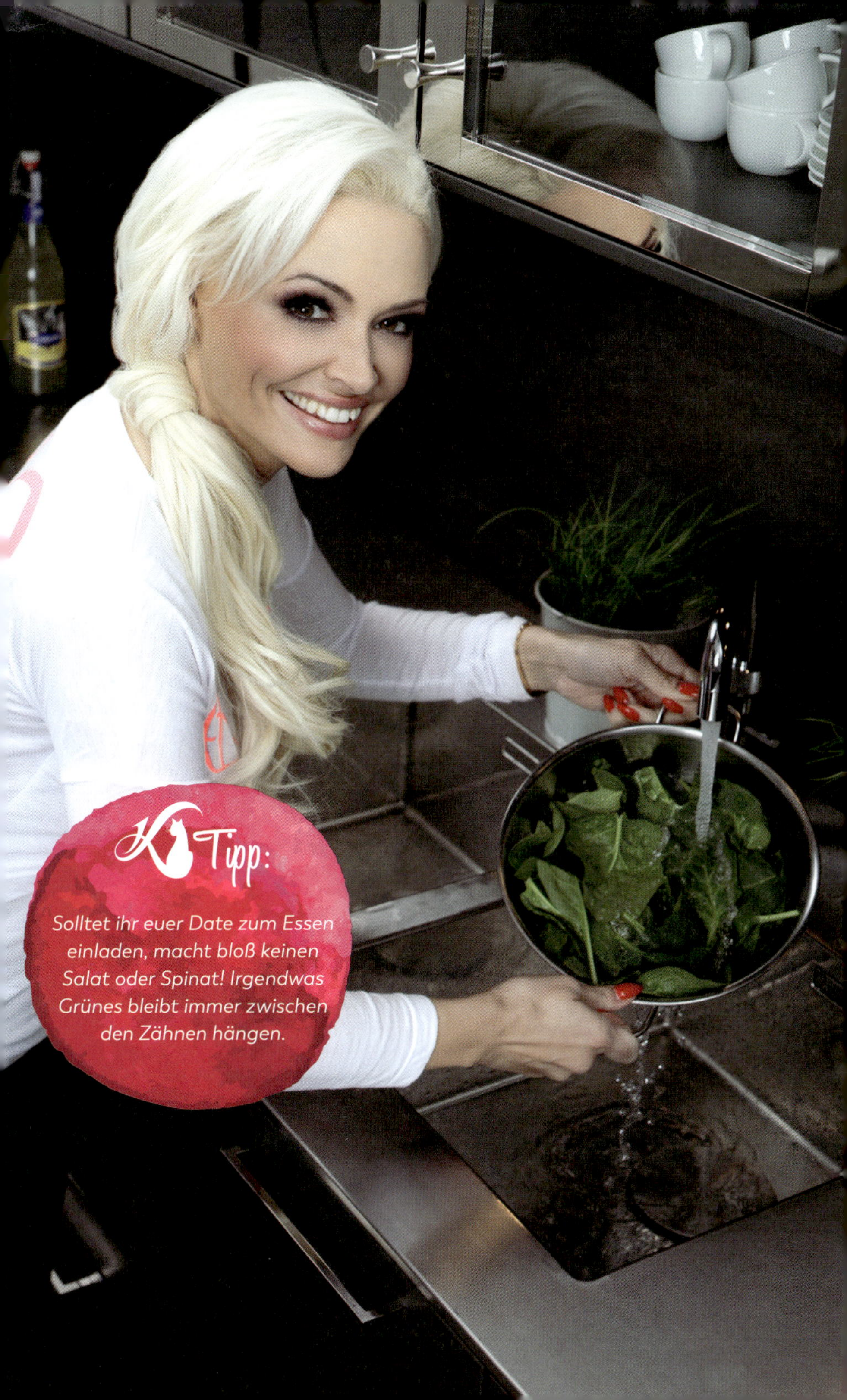

K Tipp:

Solltet ihr euer Date zum Essen einladen, macht bloß keinen Salat oder Spinat! Irgendwas Grünes bleibt immer zwischen den Zähnen hängen.

Rucola-Salat mit Garnelen

für 2 Portionen

1 Knoblauchzehe
Olivenöl
200 g Garnelen
Salz (evtl. Meersalz) und Pfeffer
etwas Zitronensaft
100 g Rucola
200 g Cocktail-Tomaten
1 EL Balsamico-Essig
Oregano
Basilikum
evtl. Parmesan

1. Zuerst hackt ihr den Knoblauch klein und bratet ihn leicht in einer Pfanne mit etwas Olivenöl an. Die Garnelen dazugeben und ordentlich pfeffern und salzen. Wer will, kann statt normalem Salz Meersalz verwenden. Zum Schluss kommt noch ein Spritzer Zitronensaft drüber.
2. Den Rucola waschen und von den Stielen ein wenig abschneiden. Die Tomaten waschen und halbieren.
3. In einer Salatschüssel könnt ihr dann schon mal das Dressing vorbereiten. Dazu 3 TL Olivenöl, 1 TL Balsamico-Essig, Oregano und gehackten Basilikum mit einer Gabel verquirlen.
4. Dressing über den Salat gießen und alles gut miteinander vermischen. Zum Anrichten ein paar Parmesanspäne darüberreiben, das schmeckt besonders lecker!

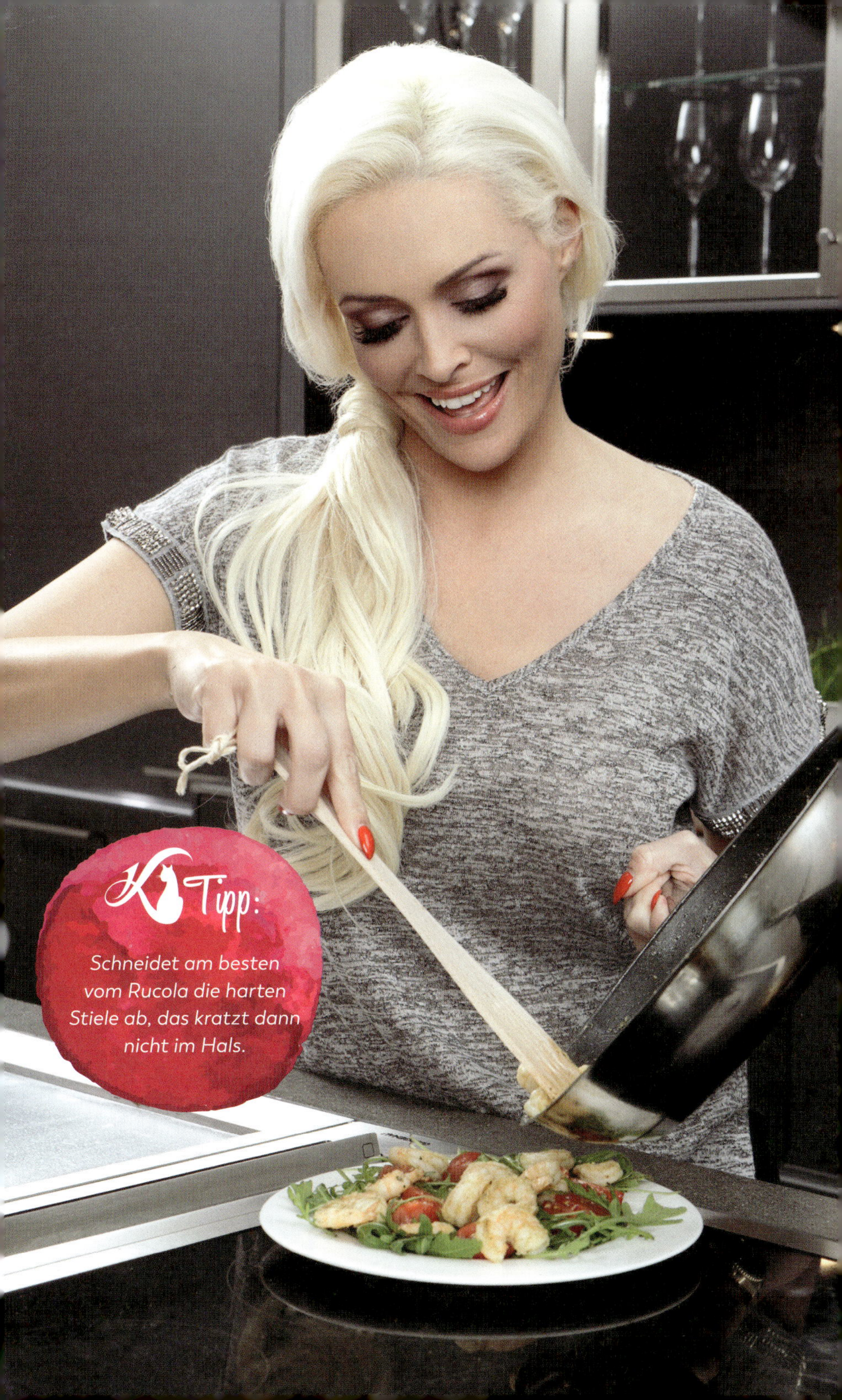

K Tipp:

Schneidet am besten vom Rucola die harten Stiele ab, das kratzt dann nicht im Hals.

Für die Naschkatzen unter euch

Kaum zu glauben, aber es gibt auch ganz viele leckere Sachen zum Naschen, die man sogar beim Abspecken essen darf. Toll, oder?

Kokoswaffeln

für 3-4 Waffeln

- *4 Eier*
- *4 EL stilles Wasser*
- *100 ml Kokosmilch*
- *4 EL Mandelmehl*
- *1 TL Zimt*
- *etwas Zitronensaft*

1. Einfach alle Zutaten gut mit dem Schneebesen vermischen und portionsweise ab damit aufs Waffeleisen.
2. Wer mag, kann die fertigen Waffeln mit ein paar Früchten anrichten. Im Sommer geht auch Eis, am besten Vanilleeis.

Frozen Berries Yogurt

für 1 Portion

- *125 g Joghurt*
- *1 Handvoll Beeren (je nach Geschmack)*
- *frische Minzblätter*
- *je nach Geschmack süßen*

1. Davon mache ich meistens eine größere Menge, denn wenn ihr ihn kalt stellt, könnt ihr den Joghurt natürlich auch am nächsten Tag noch essen. Es sei denn, jemand hat sich schon am Kühlschrank bedient … ihr kennt das.
2. Den Joghurt mit den Beeren verrühren. Ich nehme am liebsten Himbeeren. Die Minze kleinschneiden und dazutun. Wer es nicht so stückig mag, püriert alles mit dem Pürierstab.
3. 30 Minuten ins Gefrierfach und ihr habt den perfekten Frozen Yogurt. Mmmmh, Sophia liebt den besonders.

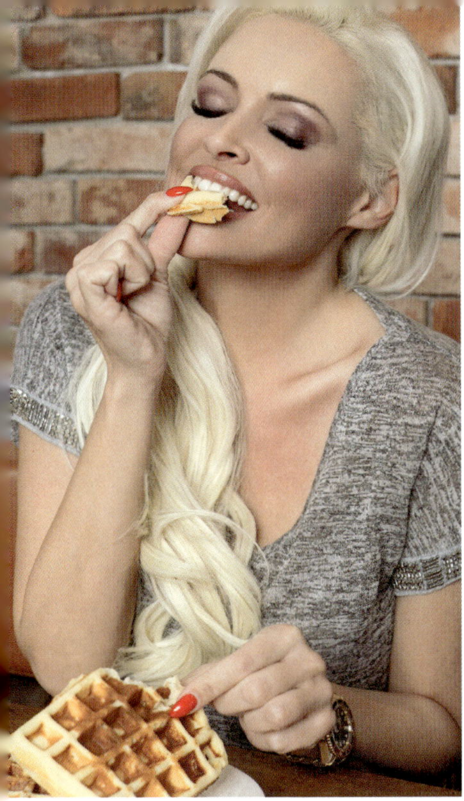
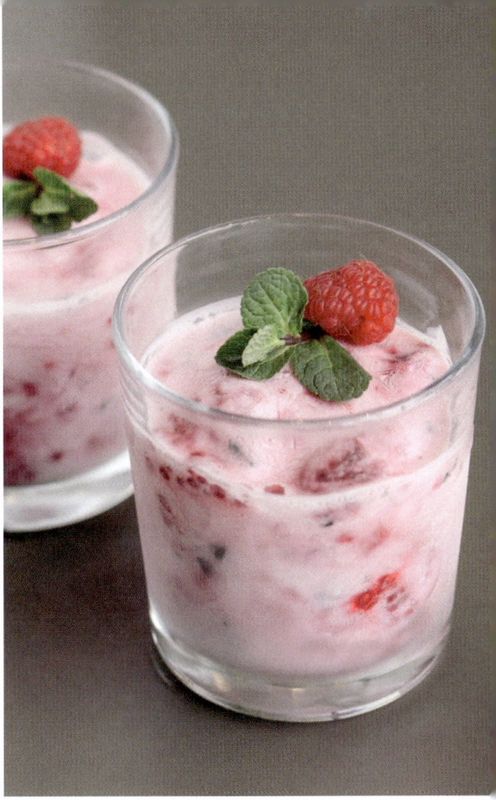
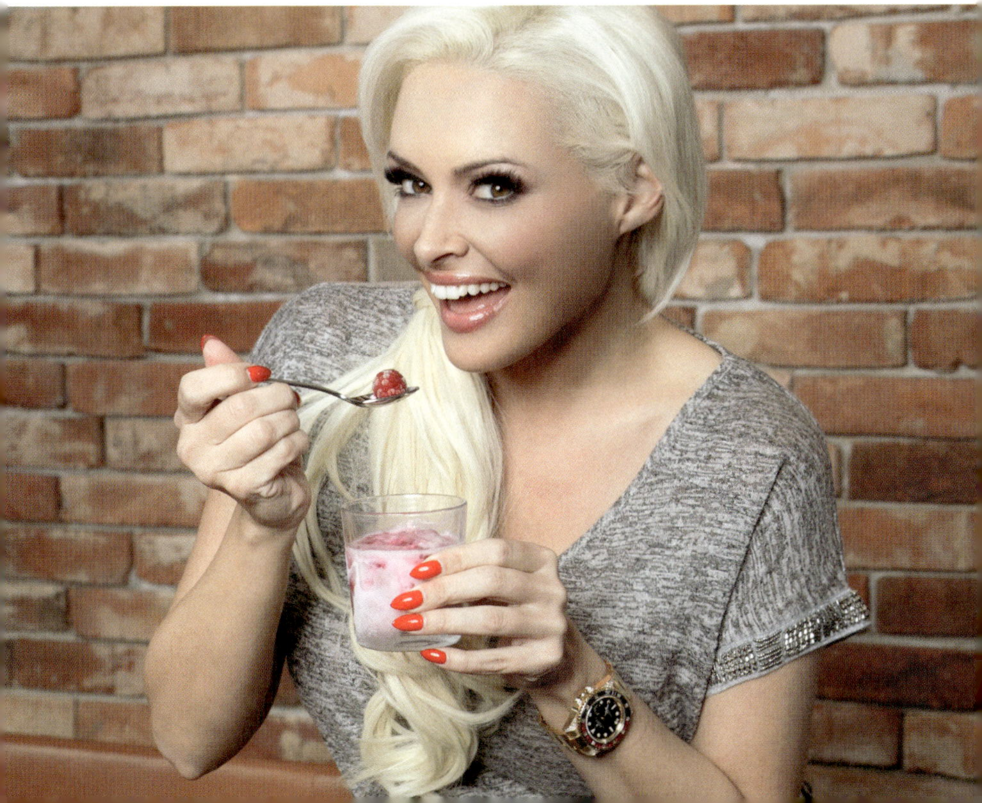

Himbeer-Cheesecake-Crumble

für 4 Portionen

- *30 g Kokosmehl*
- *60 g Kokosraspeln*
- *120 g Xucker (ein Zuckerersatz aus Xylit, den ihr entweder bestellen oder mittlerweile auch im Supermarkt kaufen könnt)*
- *1 TL Backpulver (stärkefrei)*
- *120 g Butter*
- *225 g Frischkäse (light)*
- *1 Ei*
- *etwas Zimt*
- *1 Vanilleschote*
- *100 g Himbeeren (tiefgekühlt geht auch)*

1. Zuerst heizt ihr den Backofen auf 180°C Ober- und Unterhitze vor. Dann gebt ihr das Kokosmehl, Kokosraspeln, 60 g Xucker (klingt total süß, oder?), Backpulver und Butter in eine Schüssel und verrührt die Zutaten, bis daraus ein bröckeliger Teig entsteht.
2. ¾ von dem Teig gebt ihr dann in eine flache Auflaufform oder auf ein mit Backpapier ausgelegtes Backblech.
3. Für die Füllung verrührt ihr den Frischkäse mit den restlichen 60 g Xucker, dem Ei, Zimt und Vanillemark (dazu die Schote längst aufschlitzen und das Mark mit dem Messerrücken rauskratzen). Wenn der Teig schön cremig ist, hebt ihr die gewaschenen Himbeeren vorsichtig unter.
4. Die Füllung streicht ihr auf den Teig und der Rest des Teigs wird dann drübergebröselt. Das Ganze muss für circa 20 Minuten in den Backofen. Wer es besonders schön machen will, kann das Ganze auch in kleine feuerfeste Förmchen füllen.

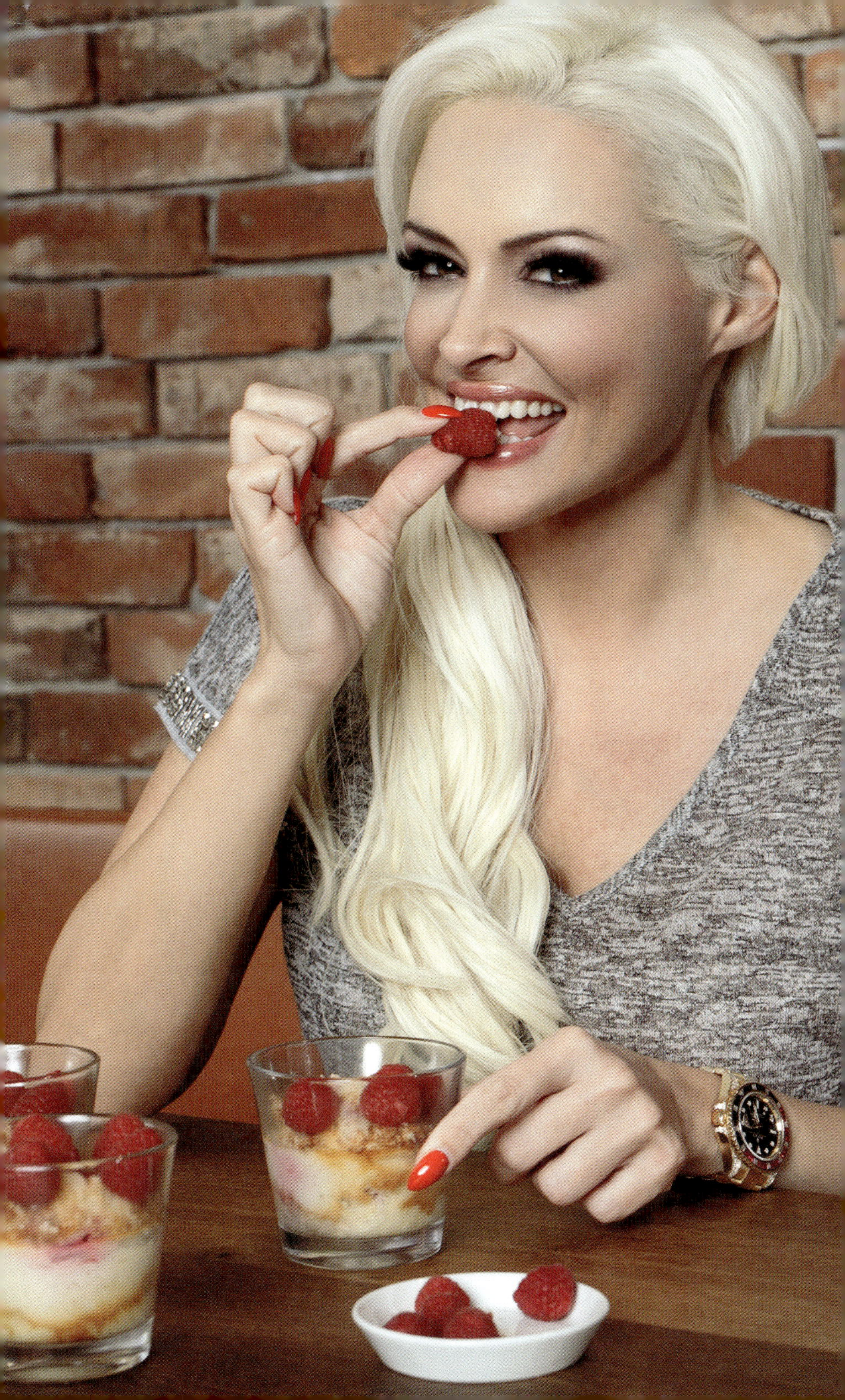

Rote-Bete-/Gemüsechips

2 Karotten
1 frische rote Bete
½ Knolle Sellerie
Olivenöl und Salz

1. Zuerst heizt ihr den Backofen auf 130°C Ober- und Unterhitze vor. Schält nun Karotten, rote Bete und Sellerie und hobelt das Gemüse in dünne Scheiben.
2. Ein Backblech mit Backpapier auslegen und die Gemüsescheiben darauf verteilen. Mit etwas Öl beträufeln und mit Salz würzen. 45 Minuten auf mittlerer Schiene knusprig backen. Nach der Hälfte der Backzeit könnt ihr die Chips einmal wenden, sodass sie von beiden Seiten schön kross werden.

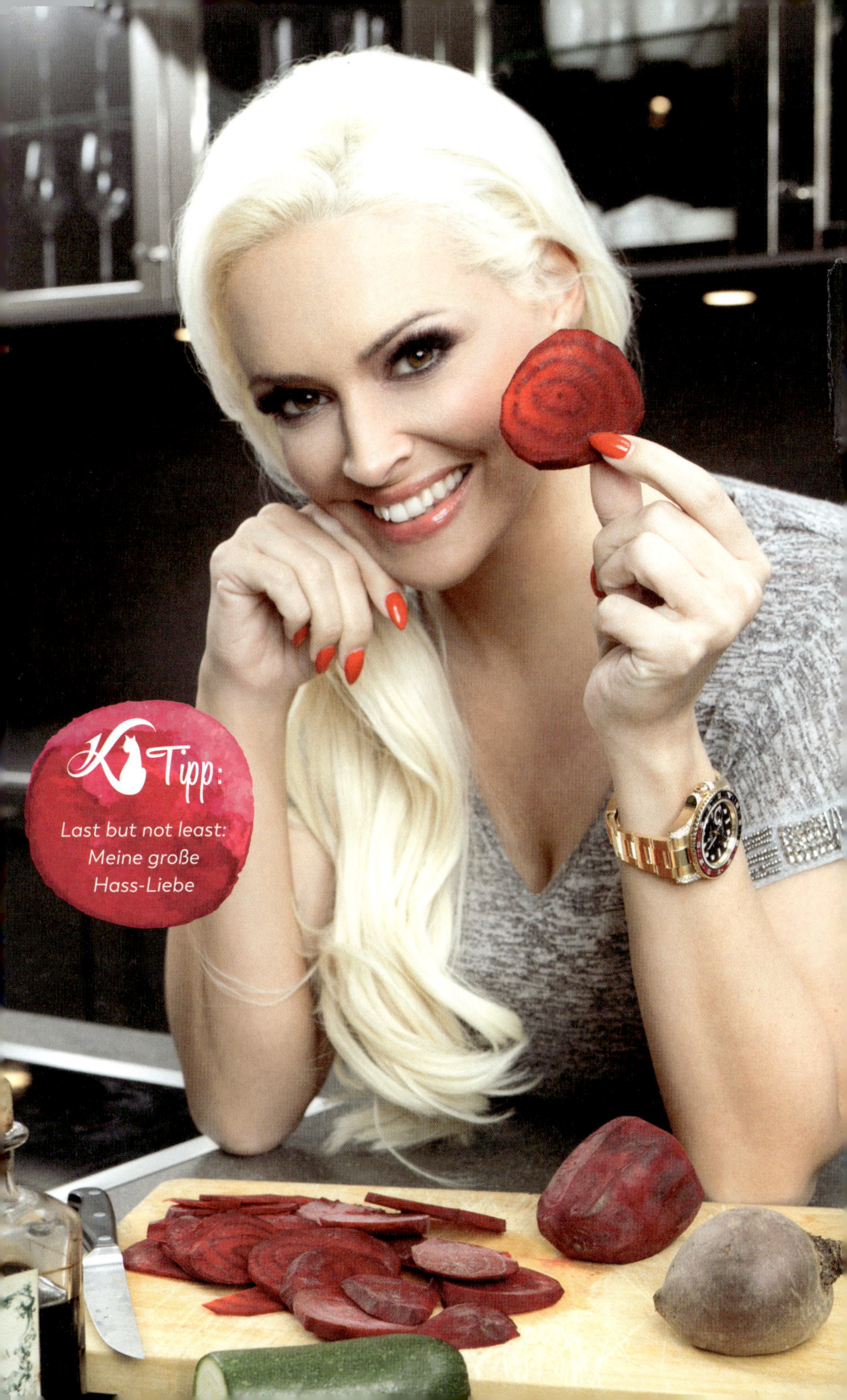
K Tipp:
Last but not least:
Meine große
Hass-Liebe